200여 건을 성사한 컨설턴트가 쓴
개원입지

200여 건을 성사한 컨설턴트가 쓴 개원입지
수도권 개원지를 중심으로

초판 1쇄 발행 2024년 4월 15일

지은이 구자현
펴낸이 구자현
펴낸곳 대한병원컨설팅
출판등록 제2016-000002호

주소 경기도 화성시 떡전골로 60 107동 1114호(병점동, 병점역효성해링턴플레이스)
전화 031-241-7559
팩스 031-239-7558
이메일 jhg37311@naver.com
홈페이지 www.dhbc.co.kr.

ISBN 979-11-957315-8-9(13320)
값 20,000원

- 이 책의 판권은 지은이에게 있습니다.
- 이 책 내용의 전부 또는 일부를 재사용하려면 반드시 지은이의 서면 동의를 받아야 합니다.
- 잘못된 책은 구입하신 곳에서 바꾸어 드립니다.

200여 건을 성사한 컨설턴트가 쓴

개원입지

— 수도권 개원지를 중심으로

저자 **구자현**

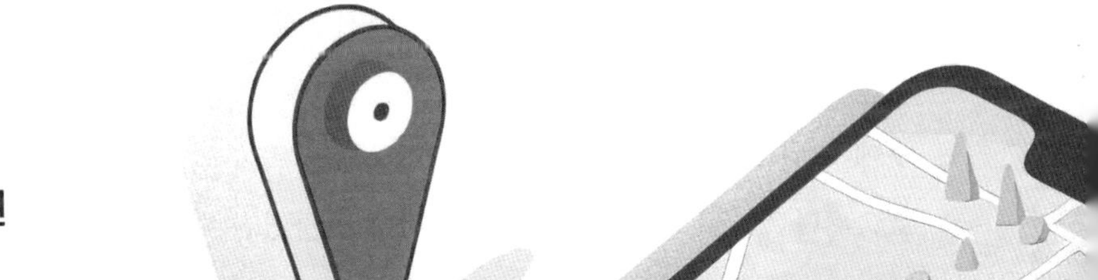

부록1 2022년 개원 수도권 병의원 명부
부록2 2023년 개원 수도권 병의원 명부

대한병원컨설팅

서문

저자가 개원입지 분야의 컨설팅을 시작한 때는 1995년경입니다. 올해로 30년째 됩니다. 그동안 입지컨설팅으로 성사한 병의원 수는 대략 200건 정도 됩니다. 이는 치과, 한의원을 제외한 숫자로 대부분 의원 개원입지였습니다.

저자는 2000년에 시행된 의약분업 이전부터 이 일을 했기에 초기에는 많은 어려움이 있었습니다. 특히, 의약분업 전만 해도 목 좋은 곳에 위치한 약국의 약사님은 같은 건물에 병원이 입점하는 걸 반대했습니다. 그 당시는 동업자가 아니라 경쟁자였기 때문입니다. 의약분업이 시행되면서 의원과 약국의 동업자 관계가 형성된 것입니다.

아이러니하게도, 20년 전에도 개원 자리는 없다고 했습니다. 물론 10년 전에도 없다고 했고요. 아무리 들어갈 건물이 많고 경쟁 병원이 인근에 없어도 개원지를 정하는 게 쉽지 않았던 것입니다. 그래서 '입지 선정은 배우자 선택과 같다'고 하는 것 같습니다.

이번에 저자가 『200여 건을 성사한 컨설턴트가 쓴 개원입지』(부제: 수도권 개원지를 중심으로) 제하의 책을 발간하게 된 첫 번째 이유는 강산이 세 번이나 바뀐 긴 기간 동안 직접 경험했거나 보고 들은 개원입지와 관련한 지식, 노하우와 다양한 사례들을 체계적으로 정리해서 세상에 내놓으면 개원 예정의 의사선생님들에게 조금이나마 도움이 될 것이라는 의도에서입니다.

그다음으로는 저자가 개인적으로 관심이 많았던 경영, 법규, 수가, 제도 등이 성공 개원에 상당한 영향을 미친다고 판단되어 이 책 요소 요소에 이론적, 법률적 근거를 제시함으로써 개원입지 선정에도 참고할 수 있도록 함입니다. 저자는 그동안 병원급 의료기관에 대해서도 경영컨설팅을 하였는데 예상외로 많은 병원들이 법률, 행정, 관리 영역의 무지나 소홀로 인해 영업정지를 당하거나 많은 액수의 과징금을 부과받는 등의 피해를 입는 경우를 목도하고, 지난 2018년에 『병원운영법규와 실무』란 책을 발간한 바 있습니다. 이 책은 총 1,200여 쪽 분량으로 2022년 개정4판까지 5년간 발행한 경험이 있습니다. 이 지식을 개원입지에도 접목하고자 시도한 것입니다. 언뜻 보면 무관한 것 같지만 이 책을 완독하시면 생각이 바뀔 것입니다.

저자는 이 책을 집필하면서 두 가지 기준을 정했습니다. 하나는 '개원지'를 특정한 것입니다. 개원입지 분석은 그 장소가 특정되어야만 정확한 평가가 가능하기 때문입니다. 병원이 들어오기 전 동일 건물의 개원 이력이나 주변 상권 변화에 대한 진단도 특정한 장소를 중심으로 이루어져야 하며, 두루뭉술하게 기술하면 그냥 공허한 수준에 머물 것입니다. 이에 이 책 '제3장 사례, 실전 편'에 나오는 대다수의 사례는 본문 해당 건물이나 위치 우측에 지번을 병기했습니다. 관심 있는 지역이나 물건들에 대해서 인터넷으로 검색, 평가해 보시면 직접 현장을 가지 않고도 어느 정도는 '감'을 잡을 수 있을 것입니다.

나머지 하나는 최근의 개원 현황 파악이 필요했습니다. 저자는 최근 3년여 동안 이 일을 거의 하지 않아 현장감이 많이 떨어져 있어 이 책을 집필하는 데 두려움이 있었습니다. 이에 최근 2022년부터 2023년 2년간 수도권에서 개원한 2,000여 곳의 병원을 일일이 전수조사 했습니다. 그 결과 진료과별, 시구군별, 의사 수 등으로 정리한 '2022, 2023년 개원 수도권 병의원 명부'를 본서 부록에 수록했습니다. 아마도 관심 병원 명칭만 입력하시면 "왜 이 장소에 개원했지?"에 대한 리뷰가 가능하도록 지역별로 찾기 쉽게 편집했습니다. 저자도 제1장에 'PART 02. 내과계, 근골격계 두 그룹의 개원지 리뷰' 제목으로 개원지 평가를 해 봤습니다. 참고하시면 도움이 될 듯합니다.

그리고 이 작업을 하면서 '일반과'의 실체를 파악하기 위해서 건건이 심평원 '병원 찾기 메뉴' 검색, 네이버 및 카카오맵 검색, 병원 홈페이지 및 블로그 검색 등의 과정을 거쳐 실질적인 주 진료과목과 진료 유형을 파악했습니다. 파악한 일반과는 표시과목에 구애되지 않고 해당 전문과목 등에 함께 게재했습니다. 최근 2년간 수도권에서 개원한 의원의 24%가 '일반과'로 개원했기에 그 실체 파악이 중요했습니다.

이 책은 크게 세 부분으로 나누어져 있습니다. 제1장은 '분석, 트렌드 편'입니다. 전수조사 결과를 근거로 최근 2년간 수도권에서 개원한 의원 개원 현황 분석과 개원 경향을 진료유형별, 개설과별 등으로 세분화하여 분석했으며, 병원급 개원 경향분석, 대학병원 수도권 분원 이슈, 향후 5년간의 개원 환경과 전망 등의 주제도 다루었습니다. 하지만 항상 그렇듯이 미래의 전망은 참으로 어려운 일이었습니다. 부디 저자가 제시한 예측과 주장이 독자님 의견과 다르더라도 널리 혜량하여 주시기 바랍니다.

제2장은 '이론, 원리 편'입니다. 저자가 50권 정도의 상권 분석에 관한 책과 개원서들을 참고하여 정리한 것으로 병원 상권과 개원입지, 병원 상권과 입지의 특성, 고객의 심리, 원장의 심리, 온라인 검색 등의 제목으로 관련 내용을 담았습니다. 그다음으로 법률적, 행정적 분야에 대해서 계약 관련 주요 이슈, 상가임대차법의 이해와 출구전략, 개설 관련 의료법 이슈, 의료수가의 이해와 적용 등의 주제를 다뤘습니다. 특히, 'PART 08. 의료수가의 이해와 적용'에서는 일반적 수가 개념과 진찰료 가산 및 경감제, 소아정책수가, 비급여대상, 급여 및 비급여 진료비 현황, 2024년부터 시행되는 제도 등 개원에 필요한 수가, 진료비 관련 내용들을 다뤘습니다.

제3장은 '사례, 실전 편'입니다. 사례 유형에 따라 9개 항목으로 구성했으며, 최근의 개원 사례부터 과거의 사례까지 총 32개의 사례가 소개됩니다. 각 사례별로 딱딱한 교과서적 문체가 아닌 현장감 있는 대화체로 이야기했으며, 각 해당 사례 요소요소에 경영학적 이론과 관

련 통계 자료 등의 주석을 달아 이해를 높이려 했습니다. 독자님께서도 병기된 주소로 함께 따라 하고 평가해 보시면 좋을 것 같습니다. 성공 사례는 성공 요인을 공유할 수 있고, 실패 사례는 실패의 교훈을 얻을 수 있을 것입니다.

이 책은 개원입지에 관한 전략서입니다. 실무적인 절차나 매뉴얼은 다른 경로로 많이 접할 수 있기에 이 책에서는 제외했습니다. 입지를 보는 안목을 기르고, 성공과 실패의 원리를 이해하고, 선택의 기로에서 현명한 결정을 할 수 있는 개원입지 지식과 실질적인 '팁'을 드리려고 했습니다. 특히, 두 번째 챕터에서 소개한 '개원입지 36계명'을 잘 음미하시어 실전에 활용하시면 좋겠습니다. 저자가 이 일에 종사하면서 느낀 '입지 키워드'를 36개로 정리한 것입니다.

저자는 지난 30여 년간 많은 원장님들과 개원입지에 인연을 맺었는데 그중 2번 이상 인연을 맺은 원장님들도 대략 서른 분 가까이 됩니다. 이분들의 신뢰와 격려에 힘입어 오늘의 이 책을 쓰게 된 것에 감사드립니다. 그동안 일일이 안부 전하지 못해 송구스러운 마음 금하지 못하면서 아래에 존함을 남깁니다.

- **내과**: 권오영 원장님, 송경준 원장님, 고준호 원장님, 김권수 원장님
- **소아청소년과**: 노경용 원장님, 박철순 원장님, 박철우 원장님
- **이비인후과**: 김정두 원장님, 이기주 원장님, 나승훈 원장님
- **피부과**: 손보성 원장님
- **정형외과**: 정우철 원장님
- **산부인과**: 천대우 원장님
- **일반과, 외과, 가정의학과**: 최윤문 원장님, 윤경용 원장님, 김새한 원장님, 김민웅 원장님, 왕경규 원장님, 최혁준 원장님, 이상근 원장님, 전은진 원장님, 양염승 원장님, 이승락 원장님, 양정원 원장님, 서정희 원장님
- **재활병원, 검진센터**: 의료법인 마크로젠의료재단 서정선 이사장님
- **요양병원**: 이상언 원장님, 의료법인 참사랑의료재단 노희란 이사장님

끝으로 이 책은 저자의 컨설팅업 중후반부 15년여를 늘 함께하시다가 수년 전에 타계하신 고 김상학 선배님과 고 이대현 부장님의 영전에 바치겠습니다. 이 두 분과의 동행이 없었으면 지금의 성과는 절대로 이룰 수 없었을 것입니다. 지금 너무나 보고 싶고 그리운 두 분을 기리면서 서문을 마칠까 합니다. 긴 글 읽어 주셔서 감사드립니다.

구 자 현

목차

서문 ··· 4

| 제1장 |
분석, 트렌드 편

— PART 01. 의원 개원 경향분석

개황 ··· 18
  전국 개원 추세 ···························· 18
  진료 그룹별 수도권 개원 현황 ············ 19
  개원유형의 변화 ·························· 21
내과계 의원 개원 경향 ···················· 24
  내과 ··· 24
  소아청소년과 ······························ 26
  이비인후과 ································ 27
근골격계 의원 개원 경향 ·················· 29
  정형외과 등 4개과 개원 분석 ············ 29
미용의원 개원 경향 ························ 32
기타 진료과 의원의 개원 경향 ············ 36
  안과 ··· 36
  정신건강의학과 ··························· 37
  신경과 ······································ 38
  외과 ··· 38
  산부인과 ··································· 40
  비뇨의학과 ································ 41
  가정의학과 ································ 42
  일반과 ······································ 43

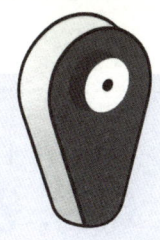

PART 02. 내과계, 근골격계 두 그룹의 개원지 리뷰

내과	45
소아청소년과	50
이비인후과	54
근골격계 의원	58

PART 03. 병원급 개원 경향분석

종합병원	70
병원	70
요양병원	74
경향분석과 트렌드	75

PART 04. 대학병원 수도권 분원 이슈

PART 05. 향후 5년간의 개원 전망

2028년경이 되어야 회복될 전망	89

| 제2장 |
이론, 원리 편

PART 01. 병원 상권과 개원입지
상권, 입지, 진료권, 병원 상권 ············· 94
상권 파악이 1순위 ····················· 95
경쟁력 있는 건물이 2순위 ················ 95
경쟁 병원 조사도 병행해야 ··············· 96
개원입지 36계명 ······················ 98

PART 02. 병원 상권과 입지의 특성
병원 입지의 특성 ····················· 100
주택지 상권 ························· 101
단지 상가와 근린 상가 ················· 102
신도시와 택지개발지구 ················· 102
오피스 상권 ························· 103
지식산업센터 지원 상가 ················ 105

PART 03. 고객의 심리, 원장의 심리
고객(환자)의 심리 ···················· 107
원장의 심리 ························· 111

PART 04. 입지 찾기의 첫걸음, 온라인 검색
입지 보는 눈을 기르는 첫 단계 ··········· 114
동별, 연령별 인구 조사 ················ 116
빅데이터를 활용한 입지 분석은? ·········· 117
온라인상 평판 조사의 한계 ·············· 119

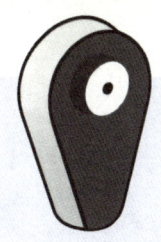

PART 05. 계약 관련 주요 이슈들
위반건축물 문제 ········· 122
건물 용도 문제 ········· 123
동일 진료과 금지 이슈 ········· 125
양도·양수 계약 시의 검토 사항들 ········· 126
임대료와 렌트 프리 문제 ········· 128
지원금 이슈 ········· 129
층 약국 개설 문제 ········· 130

PART 06. 상가임대차법의 이해와 출구전략
임차인 보호 장치들 ········· 132
장기 계약, 득보다 실이 많다 ········· 135

PART 07. 개설 관련 의료법 이슈
일명 '사무장병원' ········· 143
1인 1개소 원칙 ········· 144
업무정지 중의 병원을 양수할 경우 ········· 146

PART 08. 의료수가의 이해와 적용
의료수가 개념 ········· 147
5년간 수가 인상률 ········· 148
행위별 수가제 ········· 149
진찰료 가산, 경감제, 소아정책수가 ········· 150
비급여대상과 진료비 ········· 154
비급여 및 급여 진료비 현황 ········· 156
비급여 내역보고 및 건강보험 자격 확인 시행 ········· 158
진료비 할인 및 면제 ········· 159

| 제3장 |
사례, 실전 편

― PART 01. 선도자의 법칙
신도시 내 '서울W내과' 평택고덕점 ·············· 163
개원 2년 만에 3인 진료로 성장한 '오블리브의원' ·············· 166

― PART 02. 후발 주자의 진입
3인 내과 인근에 개원한 1인 내과 ·············· 171
개원 초기부터 환자들이 몰리는 이비인후과 ·············· 172
3~4천 세대 지역에서 단박에 계약한 여의사 ·············· 174

― PART 03. 최근의 여의(女醫) 개원 사례
4인 여의 진료 '아이블리소아청소년과' ·············· 178
4인 여의 진료로 성장한 '미올린의원' ·············· 180
2인 여의 진료 '여의유항외과' ·············· 183

― PART 04. 양수 개원의 유형별 사례
근거리로 이전 예정인 병원을 양수 계약한 사례 ·············· 184
잘되는 '소청과'를 양수했으나, 1년 만에 떠난 사례 ·············· 185
잘되는 내과를 양수받아 계속 유지한 사례 ·············· 186
발 빠른 양수 진행으로 이전한 정형외과 ·············· 188
여러 번 바뀐 병원을 양수받아 자리 잡은 사례 ·············· 189

― PART 05. 병원 했던 자리는 명당자리?
유명했던 자리로 이전하여 더 성장한 한의원 ·············· 191
비어 있던 자리에 개원해, 4인 진료로 성장한 이비인후과 ·············· 192
3인 내과가 이전하여 비어 있던 자리에 개원한 검진내과 ·············· 194

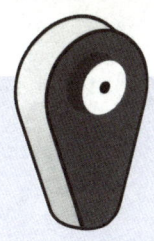

— PART 06. 장수 병원 탄생 스토리
- \# 지역 강자 인근에 개원해 망한 원장의 교훈 ……………………… 197
- \# 한결같은 치료 중심의 피부과 ……………………………………… 200
- \# 망할 것 같은 의사는 없다! ………………………………………… 202
- \# 알 박기 자리에 개원 중인 최고령 원장님 ……………………… 206

— PART 07. 다양한 개원 실패 사례들
- \# 강한 소아청소년과 옆에 개원한 이비인후과 …………………… 208
- \# 신도시에 선점한 일반과의 최후 ………………………………… 210
- \# 기타 실패 사례들 …………………………………………………… 213

— PART 08. 인상 깊은 컨설팅 사례들
- \# '넘사벽' 원장이 개원한 곳에 나타난 현상 ……………………… 216
- \# 고객 만족의 끝판왕 '양 원장' …………………………………… 218
- \# 절망 속에서 재기한 청년 의사 …………………………………… 220
- \# 고기 잡는 방법을 전수받은 내과 원장 …………………………… 224

— PART 09. 쇠퇴기 상권에 개원한 대형 정형외과

부록 1   2022년 개원 수도권 병의원 명부 ……………………… 238
부록 2   2023년 개원 수도권 병의원 명부 ……………………… 262

제1장

분석, 트렌드 편

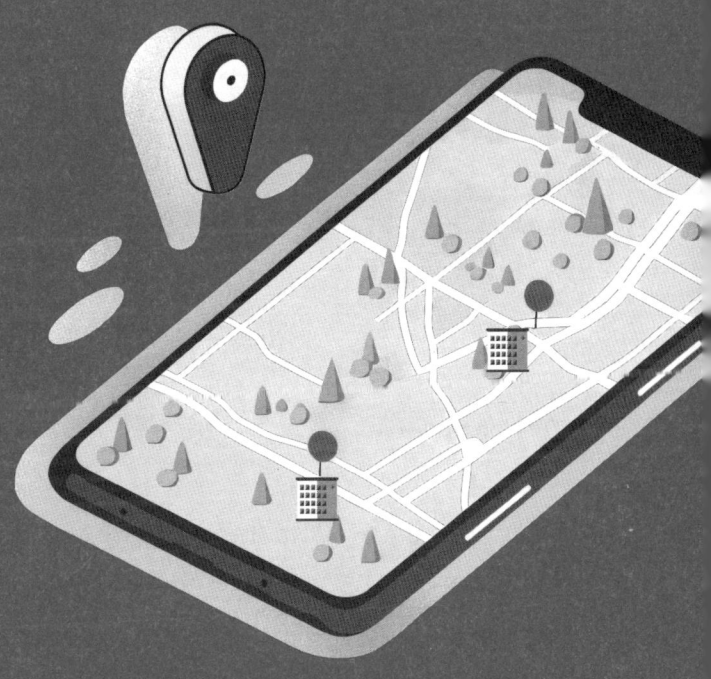

― 병원이 없으면 없는 이유가 있고, 많으면 많은 이유가 있다.
― 환자가 많으면 많은 이유가 있고, 적으면 적은 이유가 있다.

<개원입지 36계명 중에서>

PART 01.

의원 개원 경향분석

개황

전국 개원 추세

전국 기준으로 2022년도에 개원한 의원 수가 2,078개소로 2,000곳을 넘어섰다. 최근 5년간 가장 많이 개원한 것이다. 이는 코로나19 팬데믹으로 인하여 억제되었던 개원이 해빙되는 일종의 '보복성' 개원 현상이 나타난 것으로도 볼 수 있다. 그러나 다음 해인 2023년도에는 개원이 많이 감소했다. 수도권의 경우 전년도에 비해 20% 정도가 감소한 것으로 잠정 집계된 것이다. 이를 전국으로 적용해 보면 전년도에는 약 1,650여 개소가 개원했던 것으로 추계되어 최근 6년간 가장 적은 숫자의 개원이 이루어진 것이다. 한편, 최근 6년간 매년 폐업한 의원을 차감한 순증가 수도 2022년도가 1,046곳으로 가장 많았고 코로나19 기간인 2020년도가 624곳으로 가장 적었다.

연도별 전국 의원 개·폐원 수 추이

단위: 개소

연도	2018	2019	2020	2021	2022	2023
개원 수(A)	1,959	1,819	1,772	1,854	2,078	1,650

| 폐원 수(B) | 1,178 | 1,046 | 1,148 | 1,057 | 1,032 | 891 |
| 순증가 수[1](A-B) | 781 | 773 | 624 | 797 | 1,046 | 759 |

진료 그룹별 수도권 개원 현황

2023년도 3/4분기 기준으로 수도권에 소재한 의원은 19,500여 개소로 전국 35,600여 개소의 55% 정도를 점하고 있으나 최근 5년간 개원한 의원 합계 수로는 전국의 71%가 수도권에서 이뤄졌다는 언론보도[2]도 있었다.

최근 2년간 수도권에서 개원한 의원은 2022년도에 1,140여 곳, 2023년도는 전년도보다 20% 정도 감소한 910여 곳이었다[3]. 2년 동안 개원한 2,050여 의원을 진료유형별로 전수조사해 보았는데, 조사 시점에 이미 폐업한 의원들이 전체의 2% 수준인 40여 곳 있었으며 '미용의원'이 가장 많았다. 이 외에도 경쟁 관계가 성립되지 않은 사내의원과 영상의학과, 진단과 등 특정과 의원을 제외한 1,950여 의원을 대상으로 진료유형별로 내과계, 근골격계, 미용의원, 특정과 등으로 분류해 건건이 조사했다.

---

1 '순증가 수'는 '국가통계포털(KOSIS) → '시도별 표시과목별 의원 현황' 연도별 합계에서 전년도 합계를 차감한 것이며, 폐원 수는 '개원 수 – 순증가 수'로 역산한 것임.

2 국민건강보험공단의 '지역별 의료이용통계'에 따르면, 2018~2022년 전국에 신설된 의원급 의료기관은 3,240곳으로 집계됐다. 이 중 서울 지역이 1,095곳이고, 경기는 1,012곳, 인천 196곳 등이다. 늘어난 병원의 71%가 수도권에 몰린 것이다. 치과와 한의원은 제외한 통계다. (2023. 12. 11., 조선일보)

3 저자가 공공데이터포털(www.data.go.kr)에서 입수한 2022~2023년도 '건강보험심사평가원 – 요양기관개설현황'에 의해 수도권 개원 2,050여 곳을 전수조사한 결과임. 조사 대상 기관은 개설 후 폐업한 의원, 경쟁 관계가 성립되지 않은 의원(예: 사내의원, 진단과) 등은 제외했으며, 실 조사 대상 기관은 1,950여 곳이다. 조사 결과 시구군별, 주 진료과별, 의사 수 등으로 분류한 명부는 본서 부록에 수록되어 있다.

[표 1.1] 2022~2023년 수도권 개원 진료 그룹별·과별 현황

단위: 개소

진료 그룹	과별	2022년 (A)	2023년 (B)	계	증감률 (B/A)	점유율
	합계	1,094	851	1,945	-22.2%	100%
내과계	내과	151	112	263	-25.8%	23.0%
	소아청소년과	49	34	83	-30.6%	
	이비인후과	52	50	102	-3.8%	
	소계	252	196	448	-22.2%	
근골격계	정형외과	135	85	220	-37.0%	23.5%
	신경외과	20	20	40	-	
	통증의학과	53	36	91	-32.1%	
	재활의학과	31	25	56	-19.4%	
	일반과	21	31	52	+47.6%	
	소계	260	197	457	-24.2%	
미용 의원	성형외과	54	31	85	-42.6%	23.4%
	피부과	39	26	65	-33.3%	
	일반과	155	151	306	-2.6%	
	소계	248	208	456	-16.1%	
일반 의원	가정의학과	12	11	23	-8.3%	9.7%
	기타 일반과	91	74	165	-18.7%	
	소계	103	85	188	-17.5%	
특정과	안과	43	29	72	-32.6%	20.4%
	정신건강의학과	81	55	136	-32.1%	
	신경과	11	9	20	-18.2%	
	외과	27	14	41	-48.1%	
	산부인과	55	43	98	-21.8%	
	비뇨의학과	14	15	29	+7.1%	
	소계	231	165	396	-28.6%	

분류 결과는 위의 [표 1.1]과 같이 전체 개원 숫자의 20% 정도를 점하고 있는 특정과로 분류한 6개과와 10% 정도를 점하고 있는 일반의원을 제외한 70%가 내과계, 근골격계, 미용의원 3그룹의 개원이 각 23%대로 균점하고 있는 것으로 나타났다. 그룹별 개원 경향은 '내과계' 중 소아청소년과와 이비인후과가 개원이 많이 위축되어 있으며, 내과는 검진 실시 인원의 증가로, 근골격계 의원은 통증 등 관련 질환자의 증가와 비급여[4] 증가로 개원이 활발히 이루어지고 있었다. 또한 미용의원의 개원은 견고한 수요층을 기반으로 가장 많이 증가하여 이제는 최다 진료유형의 하나로 자리 잡고 있었다.

개원유형의 변화

2023년도 말 기준으로 수도권에 소재한 의원은 19,573개소로 10년 전 동 기간의 의원 수 14,765개소에 비해 33%가 증가했다. 이를 진료 그룹으로 분류해 보면, 다음 [표 1.2]에서 보는 바와 같이 10년간 '내과계'는 내과가 40%, 이비인후과가 30% 각각 증가했으나 소아청소년과는 증가분이 없어 전체적으로 26% 증가에 머물러, '내과계'가 전체 의원의 29% 정도를 점하고 있다. 앞으로 이 점유율은 최근의 그룹별 개원 추세로 보아 점차 감소할 것으로 예상된다.

---

[4] 비급여 비중이 급격히 늘어난 진료과목으로는 근골격계 진료과로, 정형외과의 경우 지난 2013년도 11.2%에서 2021년도에는 36%로 3배가 증가했다. (출처: 김종명 가정의학과 전문의, 2023. 3. 17., 실손보험 규제해야 건강보험 보장률이 개선된다. 프레시안) 재활의학과의 2021년도 비급여부담률은 45%로 가장 높다. (근거: 본서 '의료수가의 이해와 적용 – 비급여 진료 현황' [표 2.4])

[표 1.2] 수도권 표시과목별 의원 수 증감 현황

과별		2013년 (A)	2023년 (B)	증감률 (B/A)	점유율 (2023년 기준)
합계		14,765	19,573	33%	99.4%
내과계	내과	1,975	2,774	40%	28.6%
	소아청소년과	1,292	1,274	-0.1%	
	이비인후과	1,198	1,559	30%	
	소계	4,465	5,607	26%	
근골격계	정형외과	947	1,473	56%	14.0%
	신경외과	143	270	89%	
	통증의학과	340	667	96%	
	재활의학과	169	325	92%	
	소계	1,599	2,735	71%	
성형, 피부과	성형외과	544	788	45%	8.7%
	피부과	681	914	34%	
	소계	1,225	1,702	39%	
일반과	일반과(전문의)	2,875	3,608	25%	26.6%
	일반과(일반의)	1,234	1,593	29%	
	소계	4,109	5,201	27%	
특정과	가정의학과	359	427	19%	21.5%
	안과	748	931	24%	
	정신건강의학	449	953	112%	
	신경과	68	107	57%	
	외과	425	503	18%	
	산부인과	750	755	1%	
	비뇨의학과	455	539	18%	
	소계	3,254	4,215	30%	

심장혈관흉부외과, 영상의학과, 병리과, 진단검사의학과 등 소수 개원 진료과(0.6%)는 제외한다. (각 연도 4/4분기 기준 통계)

출처: 국가통계포털(KOSIS), '시도별 표시과목별 의원 현황'

한편, 근골격계는 10년간 71%나 폭증했다. 고령화 등의 영향으로 인한 관련 질환자의 증가와 비급여진료의 증가로 인한 수익성 개선 효과로 개원이 많이 늘었던 것이다. 근골격계 일반과를 제외한 4개 전문과 점유율은 2023년도 말 기준으로 전체 의원 수 대비 14%에 머물러 있지만 앞으로 이 점유율은 매년 증가할 것으로 예상된다.

미용의원은 표시과목별로는 정확한 판단을 할 수 없었다. 그러나 최근 2년간의 개원 현황을 전수조사한 결과에 의하면 피부과와 성형외과 전문의에 의한 개원 수에 배가되는 숫자의 일반과 미용의원이 개원했다. 일반과로 표시되는 의원 중 미용의원으로 개원한 비율이 과거에 비해 월등히 증가한 것이다. [표 1.2]와 같이 2023년 말 기준, 수도권 소재 일반과의원은 5,201개소로 10년 전 4,109개소에 비해 27% 증가에 그쳤지만, 최근 2년간 일반과로 개원한 의원 중 60%가 미용의원으로 개원[5]한 추세를 감안할 때, 실제 미용의원으로의 개원은 10년 전에 비해 월등히 증가한 것으로 보인다.

즉, 과거의 일반과 개원은 급여진료과 위주였으나, 그동안 소득 증대, 대중교통의 발달, 미용의료 수요 폭증, 질병 치료에서 건강한 삶을 추구하는 소비 패턴 변화 등 복합적 원인으로, 최근에는 급여 중심의 일반과의원 개원은 과거 10년 전에 비해 반의반 토막 수준으로 떨어졌다고 봐도 무리가 아닌 것이다.

---

[5] 본서 '의원 개원 경향분석 → 기타 진료과 의원의 개원 경향 → 일반과' 참조

내과계 의원 개원 경향

내과

 내과는 코로나19 기간 중에도 이전보다 개원이 크게 줄지 않았다. 전국적으로 2018년도에 220여 개소가 개원했으며, 이후 코로나19 기간인 2019~2021년 3년간 평균 200여 개소가 개원하여 약 10% 정도만 감소했다. 이러한 추세가 2022년도에는 전국적으로 287개소가 개원하여 2018년 개원 수 대비 무려 40% 정도가 더 개원한 것이다. 전국 내과의 51%가 몰려 있는 수도권에는 2022년도에는 151개소, 2023년도에는 119개소가 개원했다.

최근 2년간 수도권 내과 개원 수

구분	계	서울시	경기도	인천시
2022년도	151	63	67	21
2023년도	119	48	56	15

 2022년도 중 수도권에 개원한 내과 중 '혈액투석'을 하는 곳은 18곳[6] 정도로 전체 내과 개원의 12% 정도를 점하여, 고령화 영향으로 종전보다 더 많이 개원한 것으로 추정된다.

 경기도에 2022년도 개원한 내과 중 '유방촬영기'를 갖춘 내과는 51

---
6 kakaomap으로 검색, '내과'의 상세보기에서 '혈액투석을 위한 인공신장기' 보유 여부로 판단함

곳으로, 이는 투석 내과를 제외한 내과 개원의 70~80% 정도가 4, 5대 암 검진을 실시하는 '검진내과'로 개원한 것으로 보인다.

내과의 규모와 경쟁력을 나타내는 척도로 개설자 '1인 진료' 내과인지, 공동 개원 또는 봉직의 등록을 통한 '복수 진료'[7] 내과인지를 파악하기 위해서 최근 2년간 수도권에 개원한 내과의원 265곳을 전수조사한 결과에 의하면, 2022년도에는 수도권 내과 개원 수의 39% 정도가 2인 이상의 복수 진료 내과였으며, 2023년도에는 23% 정도가 복수 진료 내과로 개원했다. 이와 같이 2022년도 내과 개원은 양적으로도 많이 증가한 수치를 보였지만, 규모 면으로도 복수 진료를 통한 '대형 내과'로의 개원 경향이 많았음을 보여 주고 있었다. 지역별로는 서울 시내 복수 진료 내과가 경기도나 인천시보다도 더 많았다.

수도권 '복수 진료' 내과 개원 수 점유율(전체 내과 대비)

연도	평균	서울시	경기도	인천시
2022년도	0.39	0.44	0.34	0.38
2023년도	0.23	0.29	0.23	0.25

'검진내과' 개원 돌풍

이상에서 살펴봤듯이, 최근에는 4, 5대 암 검진을 실시하는 '검진내과'로의 개원이 대세가 되고 있다. 국민건강보험공단에서 최근에 발간

---

[7] 과거의 한 연구 결과에 의하면, 공동 개원에 의한 복수 진료 의원과 단독 개원에 의한 복수 진료(봉직의 등록) 의원 비율은 4:6으로 단독 개원 형태가 많았다. 그러나 최근에는 대형화 추세로 인한 개원 비용의 조달 문제와 시스템에 의한 병원 운영 필요성, '워라밸'에 따른 근로·노동 환경 변화 등의 원인으로 공동 개원 경향이 증가하고 있다. 그동안 공동 개원 성공 선례가 많았던 것도 영향을 미쳤을 것이다.

한 「2022년 건강검진 통계연보」에 의하면, 일반 검진과 암 검진 수검률은 매년 증가하고 있는 것으로 조사되었다[8].

개원 자금과 필요 면적, 의사 인력이 더 많이 소요됨에도 '검진내과' 개원을 선택하는 데에는 기존 내과 시장에서 후발 주자로서의 시장 우위를 점하기 위해서는 차별화와 경쟁력이 필요하기 때문이다. 1인 내과가 있는 곳에는 2인 내과로, 일반 내과가 있는 곳에 검진내과로, 오래된 내과가 있는 곳에는 신설 내과로, 실평수 40~50평 규모의 내과가 있는 곳에 실평수 100평 규모의 중대형 내과로의 개원 패턴으로 지역에 진입하고 있는 것이다.

소아청소년과

소아청소년과는 코로나19 기간 중 가장 타격이 컸던 필수 진료과였다. 전국적으로 2017~2018년도에 평균 120여 개소가 개원했으나, 코로나19 3년 동안 평균 100여 개소 개원으로 줄어들었고, '보복 개원' 현상이 발생한 2022년도에도 87개소 개원에 그쳐 코로나19 기간 전보다 개원 수가 더 줄어들었다. 전국 소아청소년과의 59%가 몰려 있는 수도권에는 2022년도에 49개소, 2023년도에는 34개소 개원에 불과했다.

---

8 연도별 일반 검진 수검률은 2020년 67.8%, 2021년 74.2%, 2022년 75.4%로 증가 추세이며, 암 검진 수검률도 2020년 49.6%, 2021년 56.6%, 2022년 58.2%로 역시 증가했다. 2022년 연령별 일반 검진 수검 인원 비율은 40대가 21.6%, 50대가 22.5%, 60대 이상이 28.5%로 40대 이상이 전체의 73%를 점하고 있다. 또한 2022년 종합 판정 비율은 정상이 40.6%, 질환 의심 32.9%, 유질환자 26.5%로 나타났다. 2022년 암 검진 현황은 간암이 74.6%로 가장 높았으며, 그다음으로 유방암 64.8%, 위암 63.8% 순이고 대장암이 40.4%로 가장 낮았다.

최근 2년간 수도권 소아청소년과 개원 수

구분	계	서울시	경기도	인천시
2022년도	49	11	31	7
2023년도	34	5	24	5

소아청소년과의 규모와 경쟁력을 나타내는 척도로 개설자 '1인 진료'인지, 공동 개원 또는 봉직의 등록을 통한 '복수 진료'인지 파악하기 위해 수도권에서 최근 2년간 개원한 83개소의 소아청소년과를 전수조사한 결과에 의하면 '소청과' 개원 4곳 중 1곳 정도가 2인 이상의 복수 진료 기관이었다.

최근에는 부설로 아동발달클리닉을 운영하는 '소청과'도 상당수 있으며, 경기도 평택시 소재 '365그린가족의원'과 같이 '소청과' 전문의 2인이 '일반과'로 표방하여 지역에 성공적으로 안착하는 사례도 있었다. 또한 '성장의원' 등의 명칭으로 성장 클리닉, 성조숙 클리닉, 소아비만 클리닉 등으로 특화해서 개원한 사례도 3~4곳 발견되었다.

이비인후과

이비인후과는 코로나19 기간 중 소아청소년과 다음으로 타격이 컸던 진료과다. 전국적으로 2017년~2018년도에 평균 110여 곳이 개원했으나, 코로나19 기간 3년 동안은 평균 80~100여 개소 개원으로 줄어들었고, 2022년도에도 93곳 개원에 그쳐 코로나19 기간 전보다 개원 수가 더 줄어들었다. 전국 이비인후과의 58%가 몰려 있는 수도권에서 개원한 이비인후과는 2022년도에 52곳, 2023년도에 58곳에 불과했다.

최근 2년간 수도권 이비인후과 개원 수

구분	계	서울시	경기도	인천시
2022년도	52	17	23	12
2023년도	58	22	31	5

이비인후과의 규모와 경쟁력을 나타내는 척도로 개설자 '1인 진료'의 이비인후과인지, 공동 개원 또는 봉직의 등록을 통한 '복수 진료' 이비인후과인지를 파악하기 위해서 최근 2년간 개원한 110개소의 이비인후과를 전수조사한 결과에 따르면, 동 기간 동안 수도권에서 개원한 전체 이비인후과의 11~12% 정도만이 '복수 진료' 이비인후과였다.

이와 같이 코로나19 시기에 이비인후과의 진료 수익과 처방 건수가 이전보다 많이 감소되어, 호흡기 질환 위주의 개원이 매우 위축되고 있는 추세에서 최근 2년 동안 서울 강남 지역에 개원한 이비인후과 6곳이 특화로 개원했다. '연세 고른숨 이비인후과'는 '코'에 특화했으며, '메디컬보이스 이비인후과'는 '목소리(발성)'에, '강동 소리의원'과 '압구정현대이비인후과', '대치서울이비인후과'는 '귀'에 특화해서 개원했다.

근골격계 의원 개원 경향

정형외과 등 4개과 개원 분석

'근골격계' 질환은 오래전부터 산업 전반에 산업재해로 인식되기 시작하면서 전 업종에서 관련 업무상 질병 신청 건수와 인정 건수가 가파르게 증가했다. 개원가에서도 관련 질환이 증가함에 따라 이에 특화된 진료과인 정형외과, 마취통증의학과, 재활의학과 등 근골격계 관련 의원의 개원이 많이 증가하게 된 것이다. 특히 통증 치료에 대한 주 수요층인 노인 환자가 매년 증가하고 있고, 체외충격파, 도수치료 등 비급여수입이 많이 남아 있는 영역이어서 '블루오션'으로 인식되어 개원을 더욱 가속화하고 있는 것으로 보인다.

근골격계 대표 진료과인 '정형외과'는 코로나19 기간 중 이전 기간보다 더 많이 개원했다. 전국적으로 2017~2018년도에 평균 121개소가 개원했는데, 코로나19 기간에는 평균 145개소 개원으로 증가한 후, 2022년도에도 202개소로 대폭 증가했다. 전국 정형외과의 57%가 몰려 있는 수도권에는 2022년도에 135개소가 개원했으나, 2023년도에는 90개소 개원에 그쳤다.

최근 2년간 수도권 '근골격계' 의원 개원 수

구분	계		정형외과		신경외과		통증의학과		재활의학과		일반과	
	22년	23년	22년	23년	22년	23년	22년	23년	22년	23년	22년	23년
계	260	205	135	90	20	20	53	39	31	25	21	31
서울시	110	89	50	33	8	5	26	20	20	19	6	12
경기도	127	95	72	47	11	10	21	15	11	6	12	17
인천시	23	21	13	10	1	5	6	4	-	-	3	2

신경외과는 코로나19 전후 개원 추세가 비슷했다. 전국적으로 2017~2018년도에 평균 40개소가 개원했는데, 코로나19 3년 동안 30, 39, 41개소 개원 추세를 보였다. 이후 2022년도에도 38개소가 개원했다. 전국 신경외과의 46%가 몰려 있는 수도권에는 2022~2023년도에 매년 20개소가 개원했다.

마취통증의학과도 코로나19 전후 개원 추세가 비슷했다. 전국적으로 2017~2018년도에 평균 93개소가 개원했는데, 2019년부터 2022년까지 4년간 매년 91, 91, 75, 98개소 개원 추세를 보였다. 전국 '통증과'의 49%가 몰려 있는 수도권에는 2022년에는 53개소가 개원했으나 2023년도에는 39개소 개원으로 감소했다.

재활의학과도 코로나19 전후 개원 추세가 비슷했다. 전국적으로 2017~2018년도에 평균 35개소가 개원했는데, 2019년부터 2022년까지 4년간 매년 47, 37, 29, 44개소 개원 추세를 보였다. 전국 재활과의 62%가 몰려 있는 수도권에는 2022년에는 31개소가 개원했으나

2023년도에는 25개소 개원으로 감소했다.

통증과와 협진이 대세

'내과계'와 달리 '근골격계'는 전문진료과 상호 간에 협진이 활발했다. 근골격계 의원들을 전수조사한 결과에 의하면, 정형외과는 39%가 복수 진료였으며 '통증과 전문의'와 협진하여 진료 시너지 효과를 높인 경우가 많았다. 이 밖에 신경외과와 통증의학과, 재활의학과 개원도 복수 진료 의원 비율이 22~26%에 달한 것으로 파악되었다.

튼튼의원, 마디의원 등으로 표시되는 일반과 근골격계 의원은 최근 2년간 수도권에서 52개소 정도 개원했는데, 개설자 전문과별로 전수조사한 결과에 의하면, 정형외과 등 근골격계 4개과 전문의가 개설한 곳이 근골격계 일반과의 50% 정도가 되었고, 나머지 50%는 개원 수 기준으로 가정의학과 전문의, 일반의, 응급의학과 전문의 순으로 개설한 것으로 파악되었다.

미용의원 개원 경향

미용의원의 대표 과인 성형외과는 코로나19 기간 중 이전보다 더 많이 개원했다. 전국적으로 2018년도에 89개소가 개원했는데 코로나19 기간에는 평균 99개소가 개원했던 것이다. 그러나 2022년 개원은 79개소로 급여과 개원 추세와는 달리 감소했다. 반면 '피부과'는 2018년도에 78개소가 개원했으며, 2019~2021년에는 평균 61개소로 개원 수가 감소했고 2022년도 개원도 67개소 개원에 그쳤다.

전국 성형외과의 68%가 몰려 있는 수도권에는 2022~2023년도에 총 92개소가 개원했는데, 이 중 70여 개소가 강남 지역에 집중되었다. 또한 전국 '피부과'의 64%가 몰려 있는 수도권에서 2022~2023년도에 총 69개소가 개원했다. 한편, 일반과로 개원한 미용의원은 수도권에서 2022년에 145개소 개원했으며, 2023년에도 151개소가 개원했다. 특히 주로 강남지역인 서울시 소재 개원 미용의원은 다른 진료과와는 달리 전년도보다 25%가 더 증가해 이 지역의 미용 의료 수요가 탄탄함을 보여 주고 있었다.

최근 2년간 수도권 '미용의원' 개원 수 현황

구분	계		성형외과		피부과		일반과	
	22년	23년	22년	23년	22년	23년	22년	23년
계	238	219	54	38	39	30	145	151
서울시	135	146	46	33	16	22	73	91
경기도	83	57	5	4	16	8	62	45
인천시	20	16	3	1	7	-	10	15

최근 2년간 수도권에서 개원한 전체 미용의원의 2/3 정도를 점하고 있는 일반과의원 296곳을 전수조사한 결과에 의하면, 개설자 면허 종별로는 일반의가 40% 정도이며, 그다음으로 가정의학과 전문의가 30%를 점하고 있었다. 또한 개설자 '1인 진료' 의원은 225여 곳이며, '복수 진료' 의원은 65여 곳으로 파악되었다.

미용의원 개원은 프랜차이즈형 네트워크가 많았다. 최근 2년간 개원한 미용의원 중 10개점 이상의 가맹점을 확보한 '뷰티 네트워크'가 18곳에 달했다[9].

뷰티 네트워크 현황(가맹점 10개점 이상)

- **피부과·성형외과**
오라클피부과·성형외과(국내) 50 | 닥터스피부과19 | 휴먼피부과 19
리멤버피부과 18 | 리더스피부과 13
- **일반과**
톡스앤필 40 | 메이퓨어 39 | 예쁨주의쁨 30 | 유앤아이27 | 뮤즈의원 27
다시봄날의원 26 | 밴스의원 20 | 샤인빔의원 19 | 바로그의원 19
아비쥬의원 18 | 뷰티라운지 14 | 닥터디자이너 14 | 닥터에버스 12

과거 한 의료전문지에서 의사들을 대상으로 피부미용 초진 환자의 방문 경로를 묻는 설문조사에서 첫 번째는 주변 지인의 추천이 가장

---

[9] 2022년~2023년 수도권에서 개원한 '미용의원' 명칭에 의거, 해당 네트워크 홈페이지 등을 통하여 파악한 작성일 기준 수치임

영향이 크다고 답변했으며, 그다음으로는 '에스테틱' 병원 광고였는데, 광고 유형으로는 블로그 운영과 포털 검색어 광고가 영향이 크다고 했다. 이와 같이 최근에 개원한 미용의원들은 이들 기업형 네트워크가 다양한 매체에 효과적으로 병원 광고를 하는 등 병원 경영 전반에 대해 전방위적인 지원을 해 주고 있기 때문에 프랜차이즈형 네트워크 가입을 통한 개원을 선호하고 있는 것으로 보인다.

미용의원은 진료의 대부분이 비급여 영역이고 가격 책정과 상품 개발, 마케팅 등의 일련의 운영 형태가 보험 진료과 의원들과 다른 '서비스산업' 형태를 띠고 있기 때문에, 위와 같이 프랜차이즈 가입 등의 경영방식을 많이 도입하고 있어, 개설자의 능력에 따라 놀라운 확장성과 진화를 보여 주고 있는 것이다. 의료전문지 '메디칼타임즈'에서는 최근에 미용의료업의 전망에 대해 다음과 같이 보도한 바 있다[10].

의료계 한 관계자는 "피부·미용 분야는 이미 상업화가 진행되고 있다. 이곳은 의사가 늘어나면 늘어날수록 수요가 커질 수밖에 없다. 비급여진료는 의사가 스스로 수요를 창출할 수 있는 영역이어서, 일반적인 수요 공급 법칙과 다르기 때문"이라며 "피부·미용 의사가 늘어나면 늘어날수록 레드오션이 되기는커녕 파이만 계속 커질 것"이라고 설명했다.

미용의료업의 진단과 전망은 실제 개원 추세와도 거의 일치한다. 2023년도에는 불경기, 고금리 등의 영향으로 직전년도인 2022년도

---

10 김승직, 2023. 11. 2., 격해지는 피부과 개원 급기야 피부관리 오마카세 등장, 메디칼타임즈

에 비해서 수도권 전체 개원 수가 20% 정도 비율로 감소했으나, 일반과 미용의원 개원은 2023년도에 151곳이 개원하여 2022년 145곳보다 오히려 소폭 증가한 것이다. 특히, 유관 서비스업인 '피부관리업'이 지난 4년간 전국적으로 70.7%가 증가[11]한 현상에 견주어 보아도 미용의원 개원 추세는 당분간 계속 이어질 것으로 전망된다.

---

11 국세청에서 공개한 '실생활 밀접 100개 업종 사업자 데이터 분석'에서 2018~2022년 4년간 '피부관리업'이 70.7%가 증가해 100대 업종 중 5위의 증가율을 보였다. (국세청, "국세데이터 분석을 통해 생활밀접 업종의 동향을 읽다!" 보도참고자료)

기타 진료과 의원의 개원 경향

안과

안과는 코로나19의 영향을 별로 받지 않는 진료과다. 전국적으로 2018년도에 66개소가 개원했으며, 2019~2021년에도 평균 64개소가 개원했다. 이후 2022년도에는 87개소 개원으로 대폭 증가했다. 전국 안과의 54%가 몰려 있는 수도권에는 2022년에 43개소가 개원했으며, 2023년에는 31개소 개원으로 감소했다.

최근 2년간 수도권 안과 개원 수

구분	계	서울시	경기도	인천시
2022년도	43	19	17	7
2023년도	31	11	15	5

안과의 규모와 경쟁력을 나타내는 기관당 '의사 수' 현황을 전수조사한 결과에 따르면, 공동 개원이나 봉직의 등록을 통한 복수 진료 안과는 수도권에서 최근 2년간 개원한 안과 전체의 42% 정도로, 10곳당 4곳이 '복수 진료' 안과로 파악되었다.

수도권에서 최근 개원한 안과 중 가장 규모가 큰 서울시 구로구 소재 '이안과'는 23년 2월에 개원하여 작성일 기준 6인의 안과 전문의가 진료하고 있다. 지하철 1호선 구로역에서 도보 5분 거리에 위치한 '이안과'는 대학병원이나 안과 전문병원에서 받을 수 있었던 망막질환, 각막·외안부 질환 및 녹내장 등에 대한 전문적인 진료와 수술 등의 치료를 더 편안하고 수월하게 받을 수 있다고 홈페이지에 소개되고 있다. '이안과'는 건물을 5층부터 8층까지 사용하고 있는데, 14병상 규모의 입원실과 수술실에 '양음압 시스템'을 갖추고 있다.

정신건강의학과

정신건강의학과는 코로나19의 대표적인 수혜 진료과다. 전국적으로 2018년도에 121개소가 개원했으며, 코로나19 기간에도 평균 115개소가 개원했고, 2022년도에도 122개소가 개원한 것이다. 전국 '정신과'의 60%가 몰려 있는 수도권에는 2022년도에 81개소가 개원했으며, 2023년에는 58개소 개원으로 감소했다.

최근 2년간 수도권 정신건강의학과 개원 수

구분	계	서울시	경기도	인천시
2022년도	81	50	26	5
2023년도	58	31	20	7

지난 10년간 정신건강의학과 의원은 모든 과를 통틀어 가장 빠른 증가세를 보였다. 2023년 3/4분기 기준으로 전국에 1,576곳이었는데, 10년 전 동 기간에는 778곳에 불과해 2배가 증가한 것이다. 이와 같은 대폭적인 증가 이유로는 국민들의 인식 변화로 정신건강의학과 진

료에 대한 벽이 상당히 낮아진 것에 있으며, 최근에는 코로나19 팬데믹으로 인해 우울과 불안을 호소하는 환자들이 급증했고, 외래 수가가 면담 시간별로 세분화되는 '수가 호재'가 작용한 것도 개원에 영향을 미친 것으로 보인다.

신경과

개원이 많지 않은 '신경과'는 전국적으로 2018년도에 15개소가 개원했으며, 코로나19 기간에도 평균 20개소가 개원했다. 이후 2022년도에는 27개소 개원으로 증가했다. 전국 신경과의 37% 정도가 소재하는 수도권에는 2022년에 11개소, 2023년에 10개소가 각각 개원했으며, 2년간 인천시에서 개원한 신경과는 전무했다.

최근 2년간 수도권 신경과 개원 수

구분	계	서울시	경기도	인천시
2022년도	11	5	6	-
2023년도	10	5	5	-

외과

'외과'도 코로나19의 영향을 별로 받지 않는 진료과다. 전국적으로 2018년도에 39개소가 개원했으며, 코로나19 기간에도 평균 35개소가 개원했던 것이다. 이후 2022년도에는 46개소 개원으로 증가했다. 전국 외과의 48%가 몰려 있는 수도권에는 2022년에 27개소가 개원했으며, 2023년에는 16개소 개원으로 감소했다.

최근 2년간 수도권 외과 개원 수

구분	계	서울시	경기도	인천시
2022년도	27	11	15	1
2023년도	16	11	5	-

2022~2023년도에 서울시에서 개원한 외과의원 22곳을 병원 홈페이지 등을 통하여 진료유형을 파악한 바에 의하면, '대장항문' 질환 위주로 운영하는 곳은 7~8곳 정도였으며, '하지정맥류' 시술을 하는 곳은 4곳(2곳은 대장항문 겸업), 나머지 대다수는 '유방, 갑상선 클리닉' 위주로 운영되고 있었다. 이는 "외과 중에서도 항문외과, 하지정맥류는 레드오션이지만 유방, 갑상선 영역은 아직 비급여가 남아 있는 영역이어서 개원의 여지가 있다"라는 관계자의 의견과 일맥상통했다. 그러나 2020년도에 수원시 '아주대삼거리'에서 개원한 '장편한외과'와 같이 지역에 성공적으로 안착한 외과도 다수 있었다.

개설자 성별로는 여의가 개설한 외과는 7곳이며, 이 중 여의도 '여의유항외과'는 여의 2인 진료를 하고 있었다. 이 밖에 남녀 전문의가 협진하는 외과는 3곳으로 파악되었다.

산부인과

산부인과도 코로나19의 영향을 별로 받지 않는 진료과다. 전국적으로 2018년도에 45개소가 개원했으며, 코로나19 기간에도 평균 46개소가 개원했던 것이다. 이후 2022년도에는 60개소 개원으로 많이 증가했다. 전국 산부인과의 57%가 몰려 있는 수도권에는 2022년에 55개소가 개원했으며, 2023년에는 44개소 개원으로 감소했다.

최근 2년간 수도권 산부인과 개원 수

구분	계	서울시	경기도	인천시
2022년도	55	21	29	5
2023년도	44	19	23	2

최근 2년간 수도권에서 전문의 3인 이상 대형으로 개원한 산부인과의 개원입지와 진료 콘셉트의 특이점은 아래와 같다.

- 2022년 2월, 서울 강서구 마곡나루역 1번 출구 웰튼병원 건물 5층에 개원한 '감자와 눈사람 여성 의원'은 4인의 산부인과 전문의로 난임 전문 산부인과다. 이 밖에 서울 지역에서 난임 전문으로 개원한 산부인과는 강동구 '서울아이앤여성의원'과 강남역 '베스트오브미여성의원', 도봉구 창동역세권에 '서울아이나 여성의원' 등이 최근에 개원했다. 이 3곳도 모두 3인 산부인과 전문의가 진료하고 있다. 2024년부터는 환자들은 지역과 소득에 상관없이 난임 시술비를 지원받을 수 있기 때문에 이들 난임 전문 산부인과의 경영에

도 많은 도움이 될 것 같다.
- 22년 7월, 서울 강서구 마곡동에 개원한 '애플산부인과의원 마곡점'은 여의 5인 진료 시스템을 갖추고 있다. '애플'은 전국 18개 지점 네트워크를 구축하고 있으며, 키오스크 시스템을 통한 접수와 1:1 전담 간호 시스템으로 고객 우선주의와 개인 비밀보장을 강화하고 있다. 최근에 개원한 경기도 '평촌점'(3인 전문의)과 '하남 미사점'도 애플 네트워크 가맹점이었다.
- 2022년 1월, 수도권 위주의 16개 지점을 갖춘 '로앤산부인과' 네트워크의 하나인 '부천점'이 산부인과 전문의 3인으로 '상동역' 앞에 개원했다.
- 수도권에서 최근에 개원한 산부인과 중 유일하게 분만을 시행하는 '금빛여성의원'이 성남시 성남의료원 바로 맞은편 단독 건물에 개원했다(23년 7월). 작성일 기준으로 26병상의 입원실을 갖추고 있으며, 산부인과 6인, '소청과' 2인, 내과 1인, 외과 1인 등 총 10인의 전문의가 등록되어 있다.

비뇨의학과

비뇨의학과도 코로나19의 영향을 별로 받지 않는 진료과다. 전국적으로 2018년도에 31개소가 개원했으며, 2019~2021년에도 평균 33개소가 개원했으며, 2022년도에는 29개소가 개원했다. 전국 '비뇨의학과'의 49%가 몰려 있는 수도권에는 2022년에 14개소가 개원했으며, 2023년에는 21개소가 개원했다. 경기도 시흥시 소재 '참편한비뇨의학과의원'과 의정부시 소재 '의정부상승비뇨의학과의원'과 같이 주거지 중심지에 개원한 병원도 다수 있었다.

최근 2년간 수도권 비뇨의학과 개원 수

구분	계	서울시	경기도	인천시
2022년도	14	5	7	2
2023년도	21	12	6	3

가정의학과

대표적인 동네 1차 의료기관인 가정의학과는 전국적으로 2018년도에 41개소가 개원했으나, 코로나19 기간에는 평균 35개소 개원으로 감소했다. 2022년도에도 32개소 개원에 그쳤다. 전국 가정의학과의 50%가 몰려 있는 수도권에는 최근 2년간 23개소가 개원했다.

최근 2년간 수도권 가정의학과 개원 수

구분	계	서울시	경기도	인천시
2022년도	12	4	8	-
2023년도	11	7	4	-

가정의학과 개원의 특이점으로는 이 과에도 '네트워크'로 개원한 사례가 있다는 점이다. 2022년도 중 수도권에 개원한 가정의학과 12곳 중 4곳이 'JM가정의학과의원' 프랜차이즈 가맹점이었다. 과거의 가정의학

과 입지는 대부분 동네 주거지가 많았으나, 이 4곳의 입지는 여의도역, 철산역, 범계역, 동탄역 등 지역에서 가장 중심 상권에 위치한 것이다.

　작성일 기준으로 수도권 중심의 13개 가맹점을 둔 'JM가정의학과의원'은 온 가족의 개인 맞춤 주치의 병원으로서 정통 의학뿐만 아니라, 질병 이전의 단계에서 건강을 관리하고 예방하는 종합적인 건강을 관리하는 Healthy Life Center 역할 수행을 지향하고 있다. 진료 유형도 비만다이어트, 수액영양, 기능의학 등으로 특화된 진료 위주로 운영되고 있었다. 반면, 과거 전통적인 1차 전인적 진료를 수행했던 가정의학과는 특화되지 않은 '동네의원'의 퇴조 현상과 함께 개원이 많이 감소했다.

일반과

　최근 2년간 수도권에서 일반과로 개설한 의원은 494개소로 파악되었다. 이 숫자는 2년간 개원한 전체 1,950여 의원의 25%에 달하여 표시과목 중 가장 많은 숫자였다. 이다음으론 내과가 270개소로 일반과의 절반을 조금 넘는 숫자다.

　일반과의원들의 실체 파악을 위해서 건건이 주 진료과목, 진료내용, 의사 수 등을 심사평가원 '병원 종류별 찾기' 검색, 네이버와 카카오맵 검색, 병원 홈페이지, 블로그 검색 등으로 해당 병원 정보를 전수조사했다.

수도권 소재에서 최근 2년간 개원한 일반과 494개소를 분류한 바에 의하면 미용의원이 일반과 전체의 60% 정도로 압도적으로 많았다. 그 다음으로 근골격계 의원이 10% 정도이며, 나머지 30% 중 20% 정도는 내과계와 근골격계, 미용의원 세 그룹의 진료를 복합적으로 진료하는 형태의 일반 '동네의원'으로 파악된다.

최근 2년간 수도권 일반과 개원 분류

구분	합계				서울시				경기도, 인천시			
	계	근골	미용	기타	계	근골	미용	기타	계	근골	미용	기타
2022	242	18	145	79	110	6	73	31	132	12	72	48
2023	252	31	151	70	129	12	91	26	123	19	60	44

　　앞의 개원 유형의 변화 [표 1.2]에서 보는 바와 같이 2023년 말 기준의 수도권 표시과목별 의원 수 현황에도 전체 의원 대비 일반과 점유율이 27% 정도이며, 그중 전문과목 미표시 전문의가 개설한 일반과와 일반의가 개설한 일반과는 7:3 정도의 비율을 보이고 있었다. 흔히들 전문의가 일반과로 개설한 주된 이유가 본인 전문과목이 환자 진료에 제대로 적용되지 않기 때문이라고는 하지만, 실상은 개원하려고 결정한 지역에서는 '일반과'로 개설하는 것이 경영적 효익이 더 크기 때문이라고 본다[12].

---

12 특히 다세대, 빌라가 많은 지역이나 고령층이 많은 시골 동네의 경우에 주민 환자들은 '전문의' 개념이 적고, 전인적 진료를 요하는 경향이 강하기 때문에 해당 지역에 개원하는 전문의들도 일반과로 많이 개원한다.

PART 02.
내과계, 근골격계 두 그룹의 개원지 리뷰

전통적으로 '감기과'이면서 '내과계'인 내과, 소아청소년과, 이비인후과 3개과와 '근골격계과'인 정형외과, 신경외과, 마취통증의학과, 재활의학과 4개과 의원들이 최근 2년간(2022~2023년도) 수도권에서 개원한 '개원지'에 대하여 '복수 진료' 의원을 중심으로 네이버 및 카카오맵, 심평원 병원 찾기 메뉴, 병원 홈페이지 및 블로그 등 공개된 정보를 근거로 작성한 저자의 '개원지 리뷰'입니다.

내과

서울시

- 2호선 '신림역'에서 직선거리로 약 170m 떨어진 도림천 인근 건물 1층에 3인 소화기내과 전문의가 CT 장비까지 갖춰 개원함(2022년 7월). 작성일 현재 의사 수는 전문의 4명으로 증원됨.
- 신림동 '난곡지구' 1층 은행 건물에 2인 내과가 개원함(2023년 2월). 이 건물 2~3층은 2021년에 개원한 3인 정형외과가 있었는데 시너지를 높이기 위해 병원 명칭을 동일하게 사용한 것으로 추정. 주변 150m 내 경쟁 내과는 5곳이며 이 중 1곳은 2인 내과임.
- 금천구 시흥사거리 신축건물에 1인 내과 개원(2022년 10월). 작성일 기준 정형외과, 비뇨의학과가 동일 건물에 개원 중임. 이 건물 건

너편에는 내과가 3곳 있으며, 이 중 1곳은 4인 내과 전문의가 진료하는 곳임.

• 1호선 '오류역'에서 나와 국도와 연결되는 코너, 신축건물에 2인 진료 내과가 개원함(2022년 4월). 작성일 기준 경인로 국도변에는 내과가 5곳임. 특히 6인 진료 내과가 1곳 있음.

• 2호선 '신정네거리역'에 여의사 2인 진료 내과 개원(2022년 5월). 이 역세권에는 기존 내과가 7곳 있으나, 투석내과 1곳, 류마티스내과 1곳, 나머지 5곳은 1인 내과이며, 이 중 4곳은 개원한 지 오래된 내과임.

• 강서구 염창동 '양천로'에 개원한 지 25년 되는 내과 바로 건너편 신축건물 3층에 2인 내과가 개원함(2023년 1월). 300m 내 경쟁 내과는 4곳이며 모두 1인 내과임.

• 당산동 '영등포 유통 상가' 교차로 변 오피스 상가(다이소 입점) 2층에 내과 전문의와 심장혈관 흉부외과 전문의가 공동 개원함(2023년 9월). '내시경, 건강검진, 하지정맥류, 정맥통증'으로 표시됨. 2호선 '영등포역'과 '문래역' 사이에 위치했으며 반경 300m 내에는 경쟁 내과 전무함.

• 5호선 '아차산역' 3인(여의 2명) 내과 개원(2022년 4월). 역 반대쪽 300m 거리에 기존 3인 내과 있음.

• 성동구 '금남시장'에 2인 진료 내과가 개원(2022년 3월)하였으며 1년 뒤 한 건물 건너뛰어 2인 진료 내과가 또 개원함(2023년 4월).

• 2호선 '왕십리역'과 '상왕십리역' 중간 지점에 3인 소화기 내과가 '365진료'로 개원함(2022년 8월). 그러나 불과 30~40m 거리에 이

지역의 '맹주' 격인 3인 진료 내과가 있음.
- 4호선 '수유역' 6, 7번 출구 라인에 2인 진료 내과가 개원함(2022년 5월). 같은 라인에 기존 투석내과 1곳, 1인 내과 3곳 있음.
- 서울 동부권의 대표적 교통 요충지인 '군자역' 역세권에 2023년도 중 내과 3곳이 동시에 개원함. 간 치료 전문(4월), 류마티스(10월), 소화기(4월) 내과임. 이 역세권의 기존 내과는 투석내과 2곳, 5인 내과 1곳, 3인 내과 1곳 등 총 7개의 내과가 있었음. 또한 12월에는 CT 등 검진 장비를 갖춘 3인 진료(내과 1, 이과 2)의 일반과의원이 개원함.
- 경의중앙선 '중랑역' 출구 방면에 2인 내과(심장, 소화기)가 개원함(2023년 2월). 망우로 대로 건너편에는 1인 내과 2곳 있음.

경기도

- 광명시 7호선 '철산역'에 3인 진료 내과가 개원함(2022년 8월). 이 역세권에는 기존 3인 진료 1곳, 2인 진료 1곳 등 모두 8곳의 내과가 있었는데, 후발 주자로서 430평의 큰 규모에 CT까지 갖추고 개원한 것임.
- 안양시 비산동 임곡지구 초입 '평촌 자이아이파크 아파트' 앞 신축 건물에 2인 진료 내과가 개원(2022년 8월). 작성일 기준 1명 증원되어 3인으로 등록됨.
- 용인시 수지 상현동 중심지인 '상현마을'에 3인 내과가 개원함(2022년 4월). 이 지역에는 기존 1인 내과가 4곳 있었음.
- 수원권에서 가장 '핫'한 지역인 망포동 '방죽공원' 앞 신축 2개 건

물에 2인 내과 2곳이 각각 개원함(2022년 1월, 2023년 3월).

- 수원시 고등동 '자이 아파트' 등 4,500여 세대가 입주한 곳에 1인 내과와 2인 내과가 각각 개원함(2022년 5월, 9월). 그러나 인접한 '화서시장'에는 5인 내과 1곳 등 4개의 내과가 포진하고 있음.

- 수인분당선 '매교역' 앞에 3,600여 세대의 'SK뷰 아파트' 단지 상가이면서 역으로 통하는 상가 2층에 2인 내과 개원함(2022년 9월). 작성일 기준 3인 진료로 증원됨.

- 수원 곡반정동 '하늘채더퍼스트 아파트' 3,200세대 옆 상가에 3인 내과가 개원함(2023년 3월). 현재 이 건물에는 소청과, 이비인후과, 정형외과(2인)가 개원 중임. 경쟁 내과는 이곳으로부터 약 500m 정도 떨어진 곳에 2인 진료 내과가 6년 전에 개원함.

- 수원에서 가장 큰 재래시장인 '못골시장' 건너편에 신축한 건물에 2인 내과가 개원함(2023년 8월). 작성일 기준 이 건물에는 정형외과(1인), 안과(2인), '영상의학과(2인)와 심장혈관 흉부외과(1인)'가 개원 중임. 주변 경쟁 내과는 없음.

- 화성시 '봉담2지구'에 한 건물 건너뛰어 내과 2곳이 6개월 시차를 두고 각각 개원함(2022년 2월, 8월). 후발 내과는 2인 내과여서 선점한 1인 내과는 전문의 1명을 증원한 것으로 보임.

- 화성시 반송동 '새강마을사거리' 코너 건물에 2인 내과가 개원함(2022년 7월). 진료권 내 기존 내과와 검진 실시 의원은 3곳이 있었음. 원장 두 분 모두 지역 '동탄성심병원' 출신임. 병원 소개 유튜브에서 개원 9개월이 조금 경과한 시점에 신환이 9,000명을 넘었다고 소개됨.

- 평택시 택지개발지구인 '동삭지구'에 기존 3인 내과가 인근 400m 떨어진 상업지로 이전하여 한동안 비어 있던 자리에 1인 내과가 개원(2022년 9월) 후, 2인 내과로 증원됨.
- 평택 '고덕신도시'에서 유일한 지하철역인 '서정리역' 상업지에 2인 진료 내과가 개원함(2023년 2월). 개원 6개월 차 정도에 3인 내과로 성장하여 '고덕신도시 유일 3인 전문의 진료'로 마케팅 중임.
- 하남시 '감일동 주민센터' 인근에 5인 진료(내과 3인, 영상 1인, 가정의 1인)의 대형 내과가 CT 등 장비를 갖추고 신축건물에 개원함(2022년 2월). 경쟁 내과는 600m 밖에 있으나 향후 인접하여 추가 내과 진입은 어려울 것으로 보임. 작성일 기준 이 건물에는 안과, 정형외과, '소청과'가 개원 중임.
- 5호선 '하남풍산역'과 '이마트 하남점' 사이에 위치한 주상복합건물 2층에 5인 내과가 CT 등 검진 장비를 갖추고 개원함(2022년 5월). 병원 홈페이지에는 '서울대병원 출신 총 6인(내과 4인, 가정의 1인, 영상 1인)의 전문의 진료'로 안내됨. 이전에 개원한 바로 옆 '이마트' 내에 있는 일반과의원은 타격이 있을 것으로 보임.
- 경의중앙선 '도심역' 앞에 1인 5대 검진내과가 개원함(2023년 2월). 이곳부터 130m 거리에 20여 년 전에 개원한 3인 진료 내과가 그동안 독점했으나 경쟁자 진입으로 인하여 최근 2인 진료로 축소 등록됨.
- 동두천 '지행역'에 3인 진료 내과가 개원함(2022년 4월). 기존 2인 진료 내과와는 세 건물 떨어져 있는 위치임. 길 건너편에는 1인 내과 2곳이 있음.

인천시

- 1호선 '동암역'에서 인접한 5,700여 세대의 대단지 아파트 앞 '열우물로'에 3인 내과가 개원함. 홈페이지에는 이 지역 '인하대학교' 출신 내과 전문의 3인으로 안내됨. 주변 300m 내 경쟁 내과는 1인 내과 3곳이 있음.
- 인천시 '만수3지구' 내 2인 내과가 개원함(2022년 4월). 이 지역에는 기존 1인 내과 2곳이 있었음.
- 총 7만 6천여 세대로 개발되는 '인천검단신도시'에는 작성일 기준 총 7곳 내과(검진의원 1곳 포함)가 개원 중임. 원당대로 남쪽에는 1인 내과 2곳, 3인 내과 1곳이 개원 중임. 원당대로 북쪽에는 2인 내과 3곳이 있으며, 3인 전문의(내과, ENT, 영상)가 MRI, CT 등 특수 장비를 갖춘 일반과의원 1곳이 개원 중임.

소아청소년과

서울시

- 송파 9,500세대 대단지 '헬리오시티 아파트' 주 상가에 2인 소청과가 개원함(2022년 9월). 상가 내 선점한 경쟁 소청과 2곳 있음. 모두 2인 진료로 2019년에 개원함. 주변 다른 아파트에서도 이곳으로 많이 내원하는 것으로 보임.
- 수인분당선 '한티역' '역삼2차 아이파크 아파트' 대로변 상가 1층에 2인 소청과가 개원함(2022년 8월). 이 건물 2, 3층엔 동일 상호를

사용하는 2인 내과가 소청과와 비슷한 시기에 개원함.
- 강남구 3,000세대의 '개포 래미안 아파트'에 2인 소청과가 개원함(2023년 2월). 이 지역은 대로변 건너편에 6,700세대의 대규모 아파트가 입주 중에 있음. 경쟁 병원은 300m 이상 떨어진 곳에 1인 소청과 2곳이 있음.
- 양천구 신월6동 남부순환로에 2인 소아청소년과 개원함(2022년 4월). 배후엔 '목동 센트럴위브 아파트' 3,000여 세대가 있으며, 경쟁과는 300m 정도 떨어진 곳에 30년 이상 개원 중인 소청과 1곳 있음.
- 은평구 수색 지역 신축 아파트 상가에 소아청소년과 2곳이 개원함. 먼저 개원한 곳은 경의중앙선 '디지털미디어시티역'에서 수색 방면으로 나오면 배후에 'DMC청구 아파트' 등 4~5개 아파트의 약 3,000세대를 모두 흡수할 수 있는 대로변 신축 상가 2층 후면에 개원함(2022년 5월). 여의로 1인 진료임. 두 번째로 개원한 곳은 '수색역'에서 나와 '수색로'로 500m 정도 올라가면 신축 'DMC롯데캐슬 아파트'와 'DMC포레 아파트' 사이 2,650세대를 모두 아우르는 단지 상가 2층에 1인 개원함(2023년 11월).
- 경의중앙선 '양원역'과 경춘선 '신내역' 사이에 섬처럼 고립된 2,700여 세대 아파트 지역, '양원역' 앞 상가 2층에 1인 여의 소아청소년과 개원함(2022년 7월). 그러나 '신내역' 방면 아파트 단지 상가 1층에 소청과 전문의가 일반과로 1년 전에 개원 중에 있어 타격이 예상됨.

경기도

- 과천시 '정부과천청사역' 중심상업지역에 신규로 건설된 'e편한세상 과천시티'에 365 소청과가 개원함(2022년 12월). 개원은 1인으로 출발했으나 작성일 기준 3인 진료로 증원됨. 홈페이지로 본 특장점은 평일 오후 8시까지 진료, 일/공휴일 오전 진료 등 365일 진료를 실시한다는 점임. 이 건물에는 내과, 이비인후과, 튼튼의원, 피부과, 정신과 등 총 6개 병원이 개원 중임. 주위 경쟁 병원은 1인 소청과 2곳이 있음.

- 안양시 호계동 '호계시장' 배후와 맞은편에 약 1만여 세대의 아파트들이 입주했거나 예정에 있음. 이 중 가장 큰 단지인 '평촌 어바인퍼스트 아파트' 대로변에 2인 소청과가 개원함(2022년 11월). 경쟁 병원은 같은 라인에는 없고 길 건너에 오래된 1인 소청과 2곳이 있음. 이 병원의 특징은 365일 진료를 한다는 점임. 또 다른 특징은 4층에 병원이 위치하고 있는데, 건물 뒤로 지상 주차장이 설치되어 있어 총 93대의 넓고 편리한 주차시설을 갖추고 있다는 점임.

- 수원권에서 가장 '핫'한 지역인 망포동 '방죽공원' 앞 신축건물에 4인 여의 소청과가 개원함(2023년 2월). 진료권을 주변 700m로 설정할 경우 지역 내 1인 소청과가 7곳이 있음.

- 수원 곡반정동 '하늘채더퍼스트 아파트' 3,200세대 옆 상가에 2인 소청과가 개원함(2023년 8월). 600m 내 경쟁 병원 없음.

- 시흥시의 대표적 베드타운 지역인 '장곡장현택지개발지구'에 소청과 4곳이 개원함(2022년 3곳, 2023년 1곳). 이 중 한 곳은 2인 진료이며, 나머지는 1인 진료임.

- 평택시 지제동 '이마트 평택점' 옆 2,000세대 아파트 상가에 2인 소청과 전문의가 '365의원'으로 개원함(2023년 1월). 일반과로 개설했으나 주민들은 '소청과'로 인식하고 있음.
- 김포골드선 '운양역'에 기존 1인 소청과 1곳과 3인 소청과 1곳이 있는 지역에 3인 소청과가 또 개원함(2022년 3월). 10년 전에 개원한 3인 소청과와는 약 100m 거리임.
- 일산 식사동 '동국대일산병원' 맞은편에 2인 소청과가 개원함(2022년 4월). 경쟁 병원은 150m 떨어진 곳에 1인 소청과 1곳과 6,000여 세대의 '워시티 아파트' 내 1인 소청과 1곳이 있음.

인천시

- 부평구 청천동 약 1만여 세대의 아파트가 입주 예정에 있는 지역 대로 건너편에 '이비인후과소아청소년과의원'이 개원함(2022년 11월). 작성일 기준 이 지역에 소청과는 없으며, 이비인후과는 1인 진료 1곳 밖에 없음. 그러나 향후 대단지 아파트 입주가 본격화될 경우 추가로 다수 의원들이 개원할 가능성이 높음.
- 총 7만 6천여 세대로 개발되는 '인천 검단신도시'에는 작성일 기준 총 6곳의 소청과의원과 2곳의 아동병원이 개원해 있음. 원당대로 남단에는 아직 입주 완료되지 않아서인지 1인 소청과 1곳이 있음. 반면, 북쪽에는 2021~2022년도에 개원한 4곳의 소청과(3인 1곳, 2인 1곳, 1인 2곳)가 있으며, 2023년도에 개원한 2곳의 아동병원이 있음. 이들 병원은 각각 5인의 의사가 등록됨. 검단신도시 내 '소청과 전문의'는 작성일 기준 총 18명임.

- '인천대입구역' 송도 4동 방면에 1인 소청과 개원함(2023년 8월). 이곳에는 5~6천 세대의 아파트가 있으며 100m 정도 떨어진 곳에 1인 소청과가 있음. 개원지 인근에 송도 최대 규모의 정형외과(13인 진료)가 있음.

이비인후과

서울시

- 서초구 무지개 아파트 교차로 '서초 그랑자이 상가'에 2곳의 이비인후과가 동시에 개원함(2022년 4월). 1곳은 2인으로 개원하였으나 작성일 기준 1인으로 심평원에 등록되어 있음. 동일 상가 2층과 4층에 각 이비인후과 옆에 약국이 있음. 이 상가로부터 뱅뱅사거리까지 기존 이비인후과는 없음.
- 관악구 2호선 '봉천역' 6번 출구에 1인 이비인후과 개원함(2023년 3월). 이 건물에 작성일 기준 3인 진료 내과, 1인 마취통증의학과 개원 중. 그동안 서울 지역에서 역세권 상권에 비해 이비인후과가 없는 곳이었음.
- 구로구 고척동에 신축건물인 '아이파크몰' 2층에 1인 이비인후과 개원함(2022년 12월). 경쟁 병원은 약 300m 떨어진 곳에 40년 전에 개원한 이비인후과 1곳 있음.
- 영등포구 당산동 '영등포 구청 앞 교차로' 좌북단 신축 빌딩 3층에 1인 이비인후과 개원함(2022년 2월). 배후에 현대 아파트 등 3,000

세대 이상 아파트 있음. 대각선 건너편에는 개원한 지 오래된 경쟁 이비인후과 1곳이 있음.

- 영등포구 '한림대학교강남성심병원' 옆에 이 병원 출신 1인 이비인후과 개원(2023년 2월).
- 5호선 '서대문역' 2번 출구 앞 건물 5층에 1인 이비인후과 양수 개원함(2023년 3월). 이 건물에 피부과, 산부인과, 정신건강의학과 개원 중임. 대로 건너편에 1인 이비인후과가 비슷한 시기에 개원함 (2023년 6월).
- 성북구 석관동 '래미안 아트리치 아파트' 건너편 상가에 이비인후과 개원함(2022년 2월). 반경 700m 내에는 경쟁과 없음. 병원은 2층에 있으나(1층 주차장) 3~5층 창문에 '어지럼 클리닉, 청각 클리닉, 수면 클리닉'으로 크게 선팅을 하여 건물 전체가 이비인후과 건물로 보임. 네이버 리뷰 및 카카오맵 평점도 우수함.
- 노원구 공릉동 4~5천 세대 아파트 사거리 코너에 위치한 '태릉해링턴플레이스' 상가에 1인 이비인후과 개원함(2022년 3월). 이곳부터 화랑대역까지는 경쟁과가 없으며, 반대편으로 300m 정도 떨어진 곳에 20년 전에 개원한 1인 이비인후과 있음.

경기도

- 의왕시 포일동 '인덕원푸르지오엘센트로' 맞은편 건물 4층에 2인 이비인후과 개원함(2022년 7월). 진료권으로는 배후 '포일숲속마을' 3천여 세대와 앞 3~4천 세대가 대상인 듯. 맞은편에 1인 이비인후과 1곳 있음.

- 부천시 7호선 '상동역' 3번 출구 쪽 건물 7층에 이비인후과 개원함(2023년 3월). 1인으로 출발하여 작성일 기준 2인으로 증원됨. 같은 라인에 경쟁 이비인후과 1곳 있음.
- 시흥시 장곡동 '장현지구'에 1인 이비인후과 2곳이 1년 8개월의 시차를 두고 개원함(2022년 2월, 2023년 10월). 후발 병원은 365일 진료 중임.
- 기존 1인 이비인후과 3곳 있는 인구 7만 명(2만 8천 세대)의 시흥시 '배곧동'에 1인 이비인후과 추가로 개원함(2022년 3월).
- 시흥시 서해선 '시흥능곡역' 3번 출구 쪽에 1인 이비인후과 개원함(2022년 4월). 역 반대쪽에 있는 3인 진료 이비인후과는 작성일 기준 2인 진료로 변경됨.
- 화성시 남양읍 '남양뉴타운' 지역의 가장 큰 규모의 상가에서 1인 이비인후과 개원함(2022년 5월). 주변 지속적인 개발로 인구 급증 지역임.
- 화성시 '봉담2지구' 내 1인 이비인후과 개원함(2022년 2월). 전년도에 개원한 경쟁 1인 이비인후과 1곳 있음.
- 고덕신도시에서 가장 큰 빌딩인 '우성고덕타워' 내 기존 2인 이비인후과가 선점하고 있는 상태에서 '이비인후과 소아청소년과' 개원함(2022년 5월). 작성일 기준 이비인후과 전문의 1인으로 등록됨. 작성일 기준 고덕신도시 내 소아청소년과의원 전무함.
- 고덕신도시 내 삼성전자와 가까운 '에듀타운' 지역에서 가장 중심지인 '에듀스카이' 건물에 1인 이비인후과가 개원함(2023년 11월). 그러나 이곳으로부터 약 230m 떨어진 곳에 2인 이비인후과가 1

개월 뒤인 12월에 또 개원함.
- 평택시 '동삭택지개발지구' 상업지에 이비인후과 개원함(2023년 2월). 1인으로 출발하여 작성일 기준 2인 진료(1인은 소청과 전문의)로 성장함.
- 고양시 3호선 '지축역' 신축건물에 2인 진료(1인은 소청과 전문의) 이비인후과 개원함(2022년 8월). 작성일 기준 역세권 경쟁 병원은 기존 1인 이비인후과 1곳, 소청과 2곳(1곳은 2인 진료) 있음.
- 양주시 1호선 '덕계역' 앞에 새로 조성되는 상업지에 2인 이비인후과 개원함(2023년 6월). 경쟁 이비인후과는 600m 이상 떨어진 국도변에 1곳 있음.

인천시

- 부평구 7호선 '산곡역' 2번 출구 앞 1인 이비인후과 개원함(2022년 3월). 주변 이비인후과 없음. 작성일 기준 이 건물 내 2인 안과, 1인 내과, 1인 비뇨의학과 개원 중임.
- 계양구 인천 1호선 '임학역' 3번 출구 앞 건물 2층에 이비인후과 개원함(2023년 4월). 이 건물에는 2인 내과 개원 중임.
- 총 7만 6천여 세대로 개발되는 '인천 검단신도시'에는 작성일 기준 4곳의 이비인후과가 있음. 이 중 3곳은 원당대로 북쪽에 위치함. 모두 1인 진료임.
- 서구 가좌동 주거지역 내 1인 이비인후과 개원함(2022년 7월). 외벽 개원 현수막에는 '연중무휴', '모래내시장에서 이전' 문구가 있음. 주변 500m 내 경쟁 병원 전무.

- 서구 가정동 '루원시티' 교차로 변 신축건물 4층에 2인 이비인후과 개원함(2023년 5월).
- 송도국제도시 내 2022년도에 1인 이비인후과 3곳이 개원함.
- 영종도 '하늘신도시' 내 2인 이비인후과 개원함(2022년 6월). 기존 1인 이비인후과 1곳, 2인 이비인후과 1곳 있음. 이 건물에는 9인 진료 대형 정형외과, 3인 진료 내과계 의원, 1인 피부과, 2인 안과, 1인 비뇨의학과가 개원 중인 메디컬 건물임.

근골격계 의원

서울시

〈정형외과〉

- 강남구 3호선 '대치역' 역세권의 정형외과는 기존 2곳에서 21년도에 1곳이 개원했으며, 2022년도에는 2곳이 개원함(4월, 5월). 5곳 중 1곳만 2인 진료임.
- 강동구 5호선 '길동역' 역세권의 근골격계 의원은 기존 1인 정형외과 1곳, 1인 신경외과 1곳과 2인 마취통증과 1곳이 있었으나, 2022년도에 2인 진료(1인은 마통과) 정형외과(5월), 2023년도에 1인 정형외과(10월)와 재활의학과(5월)가 각각 개원해 총 6곳의 근골격계 의원이 개원하고 있음.
- 강동구 8호선 '암사역' 4번 출구에서 100m 거리의 6층 건물 6층에 2인 진료(정형, 마통) 정형외과가 개원함(2023년 5월). 이 라인에는 정형외과 없음.

- 송파구 방이동 '송파 삼성래미안 아파트' 건너편에 '정형외과, 재활의학과'가 개원함(2022년 9월). 이곳으로부터 약 400m의 거리에 2020년도에 개원한 4인 진료 '정형외과, 재활의학과가 위치함.
- 송파구 8호선 '문정역'과 '장지역' 사이 사거리 코너 건물에 2인 정형외과가 개원함(2023년 3월). 작성일 기준 300m 이내에 정형외과 없음.
- 동작구 '중앙대학교병원' 정문 쪽에 5인 진료 정형외과가 개원함 (2022년 6월).
- 관악구 신림선 '서울대벤처타운역' 앞 '미림여고 입구 교차로' 건물 1, 2층에 2인 정형외과가 개원함(2023년 2월). 바로 옆 건물엔 개원한 지 오래된 1인 정형외과 있음.
- 금천구 '시흥사거리' 신축건물에 2인 진료 정형외과가 개원함(2022년 3월). 작성일 기준이 건물엔 내과, 비뇨의학과가 개원 중임.
- 1호선 '오류역'에서 나와 국도와 연결되는 코너, 신축건물에 3인 진료 정형외과가 개원함(2022년 4월). 작성일 기준 이 건물엔 2인 내과와 1인 산부인과가 개원 중임.
- 강서구 환승역 '까치산역' 역세권에 기존 근골격계 의원 3곳(정형, 재활, 마통)이 있었으나, 2022년도에 3인 진료 정형외과(7월)와 2023년도에 일반과(재활전문의) 의원(3월)이 신규로 개원해 역세권 근골격계 의원은 총 5곳임.
- 서대문구 2호선 '이대역' 4번 출구에 3인 진료 정형외과가 개원함 (2022년 3월). 이 건물엔 외과, 산부인과가 개원 중임. 역세권 내 기존 경쟁 병의원은 없음.

- 5호선 '마포역' 2번 출구에서 안쪽 오피스빌딩가 '고려빌딩' 1층에 3인 진료 정형외과가 개원함(2022년 5월). 같은 라인에서 200m 떨어진 곳에 척관병원 있음.
- 광진구 2호선 '구의역' 4번 출구 바로 앞에 2인 정형외과가 개원함(2023년 7월). 작성일 기준 1인(영상의학과) 증원됨. 이 병원으로부터 약 200m 거리에 위치한 '혜민병원'의 영향으로 그동안 역세권에는 정형외과가 없었던 것으로 보임.
- 성북구 6호선 '돌곶이역' 6번 출구 앞 건물 1층에 2인(정형, 재활의) 진료 정형외과가 개원함(2023년 2월). 작성일 기준 1명 증원됨. 대로 건너편에는 1인 정형외과 1곳 있음.
- 노원구 중계동 '은행사거리'에 2인 정형외과가 개원함(2022년 7월). 주변엔 기존 1인 정형외과 2곳 있음.
- 도봉구 방학역 좌측 '도봉로'에는 그동안 정형외과가 없었으나, 최근 3곳이 개원함. 2022년 4월에 개원한 2곳은 서로 옆 건물에 위치해 있으며, 2023년도에 개원(4월)한 2인 정형외과는 길 건너 대로에서 한 칸 안쪽에 위치해 있음.

〈신경외과〉
- 여의도 'IFC몰'에 인접해 3인 진료 신경외과가 개원함(2022년 6월). 동일 건물에 2인 내과, 2인 피부과 개원 중.
- 양천구 목3동 '목동깨비시장' 내에 3층 건물 중 1층에 2인 진료(OS, NS) 신경외과가 개원함(2022년 5월). 한 건물 건너뛰어 1인 정형외과 위치함.

- 강서구 5호선 '화곡역' 1번 출구 쪽에 2인 진료 신경외과가 개원함(2022년 4월). 1인은 영상 전문의로 MRI 등 특수 의료 장비를 갖추고 있음.
- 강북구 4호선 '미아역' 4번 출구에서 150m 거리의 신축건물 3, 4층에 2인 진료(NS, 마통) 신경외과가 개원함(2023년 1월). 작성일 기준 1인 증원됨.

〈마취통증의학과〉

- 송파구 9호선 '삼전역' 2번 출구에 2인 마취통증과가 개원함(2022년 3월). 같은 라인 1번 출구에 '척관병원' 있음.
- 강서구 5호선 '방화역' 3, 4번 출구 쪽에 3인 마취통증과가 개원함(2022년 12월). 이 역세권에는 경쟁 병원 없음.
- 중구 퇴계로 '충무로역'과 '퇴계로5가' 중간 지점에 2인 진료(OS, 마통) 마취통증과가 개원함(2022년 9월). 이곳부터 충무로역 사이에 근골격계 일반과의원이 1곳 있음.
- 동대문구 전농동사거리 'KT 전농지사' 앞 3층 건물 1층에 2인 마취통증과 개원함(2022년 9월).
- 중구 2호선 '을지로입구역' 4번 출구 앞 대형 빌딩 내에 2인 마취통증과가 개원함(2022년 3월). 바로 옆 건물에 2019년에 개원한 3인 진료 정형외과 있음.
- 중랑구 6호선 '신내역' 3번 출구 앞 건물에 2인 마취통증의학과 개원함(2023년 4월). 이 건물에는 1인 정형외과를 비롯해 내과, 이비인후과, 피부과가 개원 중임.

⟨재활의학과⟩

- 강동구 '암사역' 2번 출구 65m 거리 주상복합건물 4층에 3인 진료 재활의학과(재활 2인, 마통 1인) 개원(2022년 8월).
- 송파구 장지동 '위례2차 아이파크 상가'에 2인 진료(재활, 통증) 재활의학과 개원함(2022년 3월).
- 강남구 3호선 '압구정역' 3번 출구에서 50m 정도의 거리에 2인 재활의학과가 개원함(2023년 3월). 병원 홈페이지에는 '남녀 전문의 2인 협진 진료 시스템'으로 안내하고 있음.
- 영등포구 신길동 '가마산로' 교차로 변 3층 건물 2층에 3인 재활의학과 개원함(2022년 5월).
- 은평구 환승역 '연신내역' 3번 출구 앞 3층 건물 1, 2층에 3인 진료 재활의학과 개원함(2022년 3월).
- 중랑구 7호선 '사가정역'에 2인 진료 재활의학과 개원함(2022년 12월).
- 중랑구 7호선 '중화역' 2번 출구 쪽 건물 2층에 '정형외과, 재활의학과'가 공동 개원함(2022년 8월). 이 건물엔 안과, 이비인후과 개원 중.

⟨일반과⟩

- 2022년도에 일반과로 개설한 근골격계 의원 6곳의 개설자는 정형 1, 재활 1, 외과 1, 일반의 3곳임. 진료 의사 수는 3곳이 2인 진료, 나머지 3곳은 1인 진료임.
- 동대문구 '답십리역' 인근 교차로에 2인 진료(마통, 재활) 근골격계 의원이 개설(2023년 4월).
- 도봉구 쌍문동 주거지역 내 2인 진료(재활 2인) 근골격계 의원이 개

설(2023년 7월). 400m 내 정형외과 등 경쟁 병원 없음.

경기도

〈정형외과〉

- 광명시 7호선 '철산역'에 4인 진료 정형외과가 개원함(2022년 5월). 역세권에 기존 4곳의 정형외과가 있으며, 이 중 길 건너편에 있는 1곳은 3인 진료 정형외과임.
- 안산시 초지동 '풍경공원' 앞 조은맘산부인과 건물 3층에 '정형외과신경외과의원[13]'이 개원함(2022년 3월). 120m 거리에 1인 정형외과 1곳 있음.
- 7만 인구, 2만 8천 세대인 시흥시 '배곧신도시'에는 기존 정형외과 2곳에서 2022년에 2인 진료 정형외과가 개원(3월)하였으며, 2023년도에도 1인 진료 정형외과가 개원(2월)하여 작성일 기준 총 4곳의 정형외과가 있음.
- 분당선 '야탑역' 2번 출구 쪽 '분당 BYC 빌딩' 3층에 2인 정형외과가 개원함(2022년 1월).
- 성남시 '모란역' 5번 출구 '모란시장정류소' 앞에 2인 정형외과가 개원함(2022년 3월). 바로 옆 건물에 척관병원 있음.
- 용인시 처인구 '처인구청' 건너편 신축건물 2층에 2인 진료(OS, NS) 정형외과가 개원함(2022년 1월). 이 건물에 한방병원과 내과가 개원 중임.
- 수원에서 가장 '핫'한 지역인 '망포역' 8번 출구 쪽 건물 3인 진료

---

13 명칭 근거: 2 이상의 의료인 면허를 소지한 자가 의원급 의료기관을 개설하려는 경우에는 하나의 장소에 한하여 면허 종별에 따른 의료기관을 함께 개설할 수 있다. (의료법 제33조제8항 단서)

(OS, NS, 마통) 정형외과가 개원함.

- 수원시 수인분당선 '매교역' 6번 출구에서 200m의 거리에 5인 진료(정형 3인, 영상 1인, 마통 1인) 정형외과가 개원함.
- 화성시 동탄3동 '은행사거리' 코너 건물 2층에 3인 진료(OS 2인, 재활 1인) 정형외과가 개원함.
- 화성시 동탄2지구 동탄5동에 4인 진료(정형 2인, 마통 1인, 영상 1인) 정형외과가 MRI까지 갖추고 개원함(2023년 9월). 병원 홈페이지에는 '대한민국 100대 명의 의료진'과 '600평 동탄 최대 규모'로 안내됨.
- 부천시 환승역인 '소사역' 4번 출구에서 130m 정도 '소사사거리' 건물 3~4층에 2인 진료 정형외과가 개원함(2022년 3월). 작성일 기준 3인으로 성장함. 역 주변엔 2024~2025년 입주 예정인 아파트들이 건축 중에 있음.
- 김포 골드 라인 '사우역' 3번 출구 쪽 '운동장사거리' 코너 건물 2층에 4인 진료(정형 1인, 마통 2인, 가정 1인) 정형외과가 개원함(2022년 2월). 이 건물 건너편 '원마트' 건물에 척관병원 있음.
- 하남시 위례신도시 내 2027년도 개원 예정인 '가천대서울길병원' 인근에 1인 정형외과가 개원함(2023년 1월). 작성일 기준 이 건물에는 내과, 이비인후과, 안과가 개원 중임.
- 고양시 3호선 '지축역' 상업지에 4인 진료(정형 1인, 마통 2인, 재활 1인) 정형외과가 개원함(2022년 11월). 역세권 내 정형외과 없음.
- 파주시 운정신도시 '운정역' 상업지에 5인 진료(정형 2인, 마통 1인, 영상 2인) 정형외과가 개원함. 이 병원으로부터 90m 거리에 위치한 8인 진료(내과 3인, 소청과 5인) '브이아이씨365병원' 건물 내에 2021년

에 개원한 1인 정형외과가 있음.
- 남양주시 경의중앙선 '도농역' 앞에 위치한 '이마트 다산점' 건물에 3인 진료(정형, 마통, 재활) 정형외과가 개원함(2023년 5월). 500m 내 경쟁 병원 없음.
- 남양주시 4호선 '오남역' 3번 출구 앞 코너에 5인 진료(정형, 마통, 영상, 재활, 내과) 정형외과가 개원함(2022년 2월). 건물 1층부터 4층까지 전체를 사용하고 있는 듯함.

〈신경외과〉
- 용인시 처인구에서 가장 규모가 큰 건물인 'CGV 극장' 건물 2층에 '신경외과마취통증과'가 개원함(2022년 2월).
- 평택시 세교동 '법원사거리' 신축건물에 5인 진료(NS 2인, 신경과 1인, 재활 1인, 응급 1인) 신경외과가 개원함(2022년 1월).
- 부천시 원종동 '원종초등학교' 맞은편에 3인 진료(NS, OS, 영상) '신경외과정형외과'가 MRI 등 특수 의료 장비를 갖추고 개원함(2022년 6월).
- 의정부시 장암지구에 있는 '발곡역' 앞에 2인 진료 신경외과가 개원함(2023년 5월). 주변 경쟁 병원 없음.
- 남양주시 화도읍 마석에 2인 진료 신경외과가 개원함(2022년 2월). 이후 3인(응급, 가정, 직업환경)을 증원하여 작성일 기준 5명의 전문의 협진 체제임.
- 이천시 중리동 '웨딩 건물'에 4인 진료(신경 1인, 마통 2인, 응급 1인) 신경외과 개원(2023년 2월).

⟨마취통증의학과⟩

- 광명시 '중앙대광명병원' 인근 'COSTCO' 건너편 건물 2층에 2인 마취통증과 개원함(2022년 4월).
- 부천시 1호선 '역곡역' 북부역사거리에 3인 마취통증과 개원함(2022년 1월).
- 김포 골드 라인 '고촌역' 2번 출구 앞에 2인 마취통증과 개원함(2022년 1월).
- 수원시 최대 규모의 재래시장인 '못골종합시장' 대로에 2인 진료 마취통증과가 개원함(2023년 2월). 이 병원은 양수 개원한 것으로 보임.
- 용인시 수지구 동천동에 2인 마취통증과 개원함(2023년 2월). 이 건물에는 작성일 기준 내과, 소청과, 피부과 개원 중임.
- 하남시 신장동 '신장사거리' 변에 2인 마취통증과 개원함(2022년 5월).
- 남양주 퇴계원읍 '별내농협' 건너편에 2인 진료 마취통증과 개원함(2022년 6월).

⟨재활의학과⟩

- 시흥시 '장곡장현택지지구' 상업지에 2인 재활의학과가 개원함(2022년 5월). 지구 내 유일한 재활의학과 의원임.
- 수원시 정자동 '정자종합시장' 초입 건물 3층에 2인 재활의학과가 개원함(2022년 3월).
- 오산시 '오색시장', '성호초등학교' 입구 대로에 3인 진료(재활, 마통, 가정) 재활의학과가 개원함(2022년 4월).

- 의정부시 민락동 '에스타워' 2층에 '재활의학과, 신경과'가 개원함(2022년 6월). 같은 건물 5층에 1인 정형외과 있음.

〈일반과〉

- 과천시 '정부과천청사역' 중심상업지역에 신규로 건설된 'e편한세상 과천시티' 상가에 마취통증과 3인이 진료하는 일반과의원이 개설함(2023년 1월). 작성일 기준 이 건물에는 내과, 이비인후과, 소아청소년과, 피부과, 정신과 등 총 6개 의원이 개원 중임.
- 화성시 '병점역' 복합 뉴타운 지역 '엘타워' 건물 9층에 2인 진료(응급, 일반) 근골격계 일반의원이 개설(2023년 11월). 365진료를 하고 있으며, 이 건물에는 작성일 기준 미용의원, 안과, 이비인후과가 개원했거나 개원 준비 중에 있음.
- 오산시 세교1지구 '오산노인복지관' 건너편 건물에 2인 진료(마통과, 영상의) 일반의원이 개설함(2022년 1월). 같은 라인에 1인 정형외과 1곳 있음.
- 고양시 일산동구 장항동 '라페스타 문화의 거리' 우리은행 입점 건물 4층에 일반과 3인 진료(신경외과, 마통과) 근골격계 의원이 개원함(2023년 4월). 이곳은 3호선 '정발산역'에 인접한 중심상업지구로 이 구역 내 정형외과 등 경쟁 병원은 없음.
- 파주시 경의중앙선 '금릉역' 앞 건물 5층에 2인 진료(재활, 일반) 근골격계 의원이 개원함(2022년 9월).
- 양주시 1호선 '덕계역' 앞에 조성되는 상업지에 1인 진료(재활전문의) 근골격계 일반과의원이 개원함(2023년 9월).

인천시

〈정형외과〉

- 부평구 소재 2021년 5월에 개통된 7호선 연장구간 '산곡역' 1번 출구에 인접한 건물에 3인 진료(정형 1인, 신경과 2인) '정형외과신경과'가 개원함(2022년 2월).
- 계양구에 소재한 412병상 규모의 종합병원인 '한림병원' 바로 옆 건물 2층에 3인 정형외과가 개원함(2022년 3월). 병원 홈페이지에는 '계양 최대 210평 규모 정형외과'로 표시되어 있으며, 원장 두 분은 한림병원 출신으로 소개되고 있음.
- 총 7만 6천여 세대로 개발되는 '인천 검단신도시'에는 작성일 기준 3곳의 정형외과가 있음. 이 중 2022년도에 개원한 2곳은 1인 진료로 원당대로 북쪽에 위치함. 북쪽에는 일반과로 개설한 근골격계 의원 2곳(1곳은 2인 진료)도 있음. 남부에는 2인 진료(OS, 마통) 정형외과(2023년 9월 개원) 1곳 있음.
- 연수구 '먼우금사거리'에 2인 진료 정형외과가 개원함(2023년 9월). 주변 기존 정형외과 3곳 있음.
- 미추홀구 수인분당선 '인하대역' 1번 출구 앞에 4인 진료 정형외과가 개원함(2022년 11월). 작성일 기준 1인 증원하여 5인 진료임.
- 영종도 하늘신도시 내 '영종하늘도시체육공원'에 인접한 곳에 2인 정형외과가 개원함(2023년 4월). 약 300m 거리에 10인 진료 정형외과 있음.

〈신경외과〉

• 운서역 역세권 은골사거리 '힐락암요양병원' 건물 2층에 2인 진료 (NS, 마통) 신경외과가 개원함(2023년 9월). 종전 정형외과를 양수 개원한 것으로 보임.

〈마취통증의학과〉

• 부평구 1호선 '동암역' 북광장 건물 3~4층에 2인 마취통증과 개원. 작성일 기준 1인 증원됨. 이 건물 2층에 1인 내과 개원함(2023년 9월). 4층은 치과.
• 서구 '검암2지구'에 2인 마취통증과가 개원함(2023년 2월). 두 건물 건너뛰어 1인 정형외과 있음.
• 연수구 송도국제도시 '송도컨벤시아' 건너편에 있는 7개과가 입점해 있는 메디컬 건물에 1인 마취통증과 개원함(2022년 3월).

〈일반과〉

• 남동구 서창2지구에 5인 진료 근골격계 의원이 개원함(2022년 11월). 주변 정형외과 2곳 있음.

PART 03.
병원급 개원 경향분석

종합병원

지난 2022년도에 수도권에서 개원한 '종합병원'은 3곳이었다. 광명시 소재 607병상의 '중앙대학교광명병원'과 용인시 소재 213병상의 '명주병원', 파주시 소재 217병상의 '메디인병원'으로 모두 경기도 소재였다. 2023년도에 개원한 종합병원은 전무하다.

병원

2022~2023년 최근 2년간 수도권 내에서 50곳의 '병원'이 개원했다. 개설 유형별로는 척추관절 병원이 28개소로 전체 개원 병원의 과반수 이상을 차지하고 있었고 재활 5곳, 암케어 5곳, 아동 2곳, 일반병원 6곳, 기타 이비인후과, 비뇨의학과, 안과, 산부인과 등 4개 전문과 병원이 각 1곳씩 개원했다. 지역별로는 서울시에서 16곳, 경기도에 26곳, 인천시에 8곳이 각각 개원했다.

최근 2년간 수도권 소재 개원 병원 현황

구분		계	척관	재활	암	ENT	비뇨	안과	아동	산부인과	일반
연도	2022	26	15	2	3	1	1	1			3
	2023	24	13	3	2				2	1	3
합계		50	28	5	5	1	1	1	2	1	6
지역	서울시	16	9		3	1	1				2
	경기도	26	14	5	1			1		1	4
	인천시	8	5		1				2		

    지역별 개원 특이사항은 경기도 시흥시에 2년간 4곳의 척추관절 병원이 대거 개원한 점을 들 수 있다. 그동안 이 지역에는 '척관병원'이 전무했는데 신천 지역에 2곳, 능곡, 장현지구에 2곳이 각각 개원해 이들 간 치열한 경쟁이 불가피할 것으로 예상된다. 특히, 2023년 2월에 80병상 규모로 서해선 '신천역' 역세권에 개원한 '연세더바로병원'은 작성일 기준 15명의 전문의(내과전문의 3인 포함) 진료를 하고 있어 동일한 지역에 130병상 규모의 종합병원인 '신천연합병원'을 위협하고 있다.

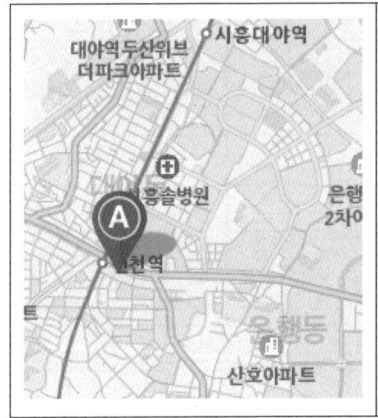 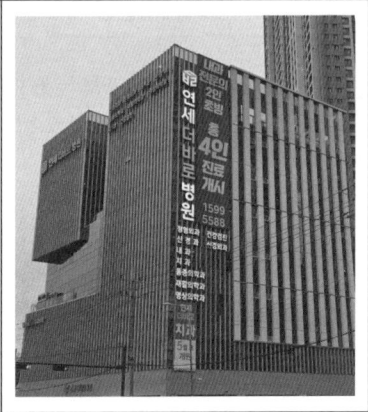

연세더바로병원(A)은 '신천사거리역'에서 100m 거리에 위치하고 있으며, 새로 조성된 '은계지구' 도 직접적인 진료권이 된다.
출처: 국토지리정보원 지도

지하 4층, 지상 8층 규모의 단독 건물로 압구정 본원의 시흥 분점으로 운영되고 있다.

'재활병원'은 경기도에만 5곳이 개원했는데, 4곳은 120병상 이하 규모였으나 수원시 호매실지구에 2023년 1월에 개원한 '수원센텀병원'은 200병상 규모로 MRI, CT 장비를 갖추고 6인의 전문의가 진료하는 통합 재활의 전문 재활병원을 지향하고 있다.

'암케어병원'은 수도권에서 5곳이 개원했는데, 이 중 서울시 강동구 '길동역' 역세권에 위치한 '위드힘병원'은 아산병원과 서울성모병원 종양내과 교수 출신 3인의 의료진으로 2023년 2월에 개원했다. 암 진단 초기부터 수술 전후, 항암, 방사선 등 모든 과정에 걸쳐 동행하기 위해서 '암케어·치료병원'을 기획했다고 홈페이지에 소개되고 있다.

인천시 '검단신도시' 내에 2곳의 아동병원이 2023년도 4월과 7월에 80일 정도의 시차를 두고 각각 개원했다. 두 곳의 거리는 400m 정도 떨어져 있으며, 각 5인의 '소청과' 전문의가 진료를 하고 있다. 짐작건대 2곳은 사전에 서로 간 조율 없이 개원한 것으로 보이며, 향후 이 지역에서 2곳 모두 자리를 잡을 수 있을지 귀추가 주목된다. 지역 내에 이미 선점한 '소청과' 의원도 5곳(3인 진료 1곳, 2인 진료 1곳, 1인 진료 3곳) 정도가 되고, 원당대로 남단 지역에 추가 개원도 예상되어 이들 '소청과' 병의원 상호 간 치열한 경쟁이 불가피해 보인다.

조기 문을 닫은 병원들 사례

개원 현황에는 포함되지 않았지만 개원 후 경영난으로 조기 폐업 또는 휴업한 병원이 경기도에 3곳(화성시 '새봄병원', 고양시 '서울드림메디컬센터병원', 양주시 '양주한국병원') 있었다. 특히 2021년도에 개원하여 2023년도에 휴업한 450병상 규모의 종합병원으로 건축한 '양주한국병원'(고암동 92-21)은 충분한 재정, 운영 능력을 갖추지 않고 개원해 경영난으로 조기 휴업했으며, 최근에는 공매 시장에 최저 입찰가가 최초가의 절반 이하로 떨어져도 주인을 찾지 못하여 '지역 흉물'로 전락하고 있다고 보도되고 있다.

돌이켜 보면 양주시는 24~25만여 인구의 '도농복합지역'으로 넓게 펴져 있는 지역 형태여서 이 병원은 시 인구를 모두 흡수할 수 없는 위치에 있었다. 또 불행하게도 개원 직전에 차량으로 15분 정도 거리의 '의정부을지대학교병원'이 2020년 말에 개원하여 경쟁력에서도 밀렸고, 이에 코로나19 기간과 겹치는 삼중고 속에서 건설 채권자가 병원의 건강보험 진료비를 압류하면서 갑자기 병원 문을 닫을 수밖에 없었던 것으로 알려져 있다.

요양병원

최근 2년 내 수도권 내 '요양병원' 개원은 2022년도에 11개소, 2023년도에 8개소가 각각 개원했다. 일반 요양병원은 규모의 경제가 작동하기 때문에 병상 규모가 중요하다. 총 19곳 중에서 200병상 이상의 대형 요양병원은 4곳에 불과했다. 특히, 경기도 부천시 도당동에서 2022년 11월에 개원한 '해올요양병원'은 단독 건물의 312병상 규모로 최근 수도권에서 개원한 최대 병상의 요양병원이다.

최근 2년간 수도권 소재 개원 요양병원 현황

연도	합계(19)			서울시(4)			경기도(11)			인천시(4)		
	100 이하	200 이하	200 이상	100 이하	200 이하	200 이상	100 이하	200 이하	200 이상	100 이하	200 이하	200 이상
2022	3	4	4	1	-	2	2	1	2	-	3	-
2023	6	2	-	-	1	-	5	1	-	1	-	-

반면, 2023년도에 개원한 8곳의 요양병원 중 4곳이 '암케어' 요양병원으로 개원했다. 병상 규모는 모두 50~100병상 규모였으며, 온열암치료실과 고압산소치료기 체임버 등 특화된 내부 시설을 갖추고 있

었다. 평택시 고덕면에 소재한 '나우누리요양병원'은 지하에 작은 영화관을, 하남시 풍산동에 소재한 '메디컬오스위트 요양병원'은 여성 암환자 전문으로 1인실 위주의 병실로 스파실을 갖추고 있으며, 양주시 고읍지구에 있는 '햇살가득 요양병원'은 건식사우나와 족욕장, 수영장을 갖추고 있었다.

경향분석과 트렌드

2022년~2023년 최근 2년 동안의 전국 '병원'(재활병원 포함) 수는 1,398곳에서 1,403곳으로 5곳 증가에 그쳤다. 개설 주체별로는 전체 병원의 75% 정도인 '의사개원' 병원은 1,046곳에서 1,052곳으로 6개소가 증가했으며, '법인병원'은 2년 동안 309곳으로 변동이 없었다.

최근 2년간 개설 주체별 병원 수 현황

단위: 개소

구분	합계		의사		법인		국·공립	
	2022	2023	2022	2023	2022	2023	2022	2023
병원	1,398	1,403	1,046	1,052	309	309	43	42
요양병원	1,435	1,392	748	723	624	599	79	77
정신병원	257	257	112	109	131	134	14	14

각 연도 4/4분기 말 기준 현황이다.

출처: 국가통계포털(KOSIS) → 설립구분별 종별 요양기관 현황

최근 2년 동안의 전국 '요양병원' 수는 1,435곳에서 1,392곳으로 43곳이 감소했다. 여러 종별의 병원 중에서 가장 타격이 컸다. 개설 주체별로는 전체 요양병원의 52% 정도가 '의사개원' 요양병원으로 2년 동안 748곳에서 723곳으로 25개소가 감소했으며, 전체 요양병원의 43%를 점하고 있는 '법인요양병원'은 2년 동안 624곳에서 599곳으로 25개소가 감소했다.

법인요양병원의 90%이상을 점유하고 있는 '의료법인'은 일반적으로 '의사개원' 요양병원에 비해 경영에 취약한 경우가 많다. 그러나 감소율이 적은 이유는 의료법인은 아무리 경영이 어려워도 쉽게 폐업을 하지 못하는 구조여서, 일선에서는 가동(신고)병상을 축소해 명분만 유지하거나 장기간 휴업하고 실제로는 병원을 운영하지 않는 곳도 상당수 있는 것으로 파악되었다. 의료법인은 폐업 절차를 취하려면 현행 의료법상 타 의료법인 등에 M&A가 되지 않아, 보유한 기본 재산을 처분하고 법인 해산 후 청산해야 하기 때문에 '울며 겨자 먹기'로 법인과 병원을 유지할 수밖에 없는 처지에 있는 것이다.

요양병원 경영 악화 원인
최근 요양병원 경영이 어려워진 주원인은 코로나19로 인해 입원환자가 많이 감소하면서 엔데믹 이후에도 회복되지 않은 데 있다. 향후의 전망도 밝아 보이지 않는다. 수가 구조적으로 아래 [표 1.3]과 같이 병원이나 의원에는 비급여 수익이 전체 수익의 25~30%를 점하고 있어 '저수가'인 급여수익을 보전할 수 있는 데 비하여, 일반 요양병원은

'일당 정액제'로 비급여수익이 거의 발생하지 않는 구조이며, 오히려 입원환자 확보를 위해 환자부담인 '간병료' 일부분을 병원 측에서 보전해 주어야 하는 어려운 여건에 처해 있는 것이다.

[표 1.3] 2021년도 병의원 건강보험 보장률

종별	건강보험 보장률	법정 본인 부담률	비급여 부담률	계
병원	51.8%	18.6%	29.6%	100%
의원	55.5%	19.5%	25.0%	100%

건강보험 보장률 = 보험자부담금/보험자부담금 + 법정본인부담금 + 비급여진료비 × 100

출처: 국민건강보험 홈페이지 → 보도자료 → 2021년 건강보험 보장률 64.5%

저자가 수도권 소재 100병상대의 법인요양병원 4곳의 결산서를 입수하여 분석한 바에 의하면 요양병원을 포함한 '병원급'의 급여 수가는 매년 평균 1.7%가 인상되어 최근 6년간 총 10.5%가 인상[14]된 데 비하여, 요양병원[15] 인건비는 동 기간 동안 20% 정도가 인상되어 동일한 입원환자 수를 유지하여도 수가 인상분의 2배가 뛰는 인건비를 보전할 수 없게 되는 구조적인 문제를 안고 있었다.

이러한 경영악화 현상으로 최근 일선에서는 퇴로가 있는 '의사개원' 요양병원은 한방병원이나 재활병원, 정신병원으로 변경하거나 양

---

14 근거: 『병원운영법규와 실무』(개정1판~4판, 구자현 저) 및 2023~2024년 '건강보험요양급여비용의 내역 개정' 고시

15 수도권 소재 100병상대의 '법인요양병원' 4곳의 2016~2022년도 재무제표를 '홈택스'로 입수하여 교차 분석한 바에 의하면 인건비(복리후생비, 세금과 공과 등 인건비성 경비 포함)는 비용(이자 비용 등 사업외비용 포함)의 65% 정도를 점하고 있으며, 2022년도는 6년 전인 2016년도와 비교할 때, 인건비는 약 20%가 증가한 것으로 나타남. 동 기간 동안 최저임금 인상률은 30%임.

도하는 사례를 많이 볼 수 있다. 아래 [표 1.4]와 같이 '병원'으로의 종별 변경이 경영에 더 이점이 있다고 보는 것이다. 과거 급성기병원이 요양병원으로 변경했던 것과 반대되는 현상이 나타나고 있는 것이다.

[표 1.4] 병원과 요양병원의 시설 기준, 수가 등 비교표

구분		병원 (한방병원, 재활병원 포함)	요양병원
기준 병실 기준		병실당 4인실 (이격거리 1.5m)	병실당 6인실 (이격거리 1.5m)
수가 산정 기준		(원칙) 행위별 수가제 (예외) 진찰료, 입원료, 식대 등은 정액제	(원칙) 일당정액제 (예외) 전문 재활치료, 혈액투석 등은 행위별 수가 적용
입원료 (2024)	수가	- 4인실 1일당 입원료 56,070원 - 식대(일반식) 1식당 4,860원	- 환자군별 입원 일당 정액제 예) 의료중도: 1일당 41,980원, 식대는 '병원'과 같음
	감액	입원 16~30일 10%, 입원 31일부터 15% 각각 감액	입원 6~9월 5%, 9~12월 10%, 12월 이상 15% 각각 감액
	차등제	간호 인력 입원료 차등제 적용	- 의사 인력 입원료 차등제 (1등급 18% 가산) - 간호 인력 입원료 차등제 (1등급 60% 가산)
건축법상 용도 (주차 기준)		- 의료시설(병원) - 건물 바닥 면적 기준 100㎡ 당 1대	- 의료시설(요양병원) - 건물 바닥 면적 기준 200㎡ 당 1대
기타		- 간호·간병 통합서비스 가능 - 병원 인증 및 적정성 평가 의무 없음	- 침대형 엘리베이터 설치 의무 - 요양병원 의무 인증, 적정성 평가 의무

출처: 『병원운영법규와 실무』(개정4판, 구자현 저), 재구성

이와 같은 경영 환경에서 최근의 신설 요양병원들은 앞에서 기술한 바와 같이 일반 요양병원으로의 개원보다는 암보험 가입 환자들을 대

상으로 비급여수익이 많이 발생할 수 있는 '암케어' 요양병원으로 특화하여 개원하는 요양병원이 많아지고 있다.

회복기 재활의료기관 지정, 운영

현행 의료법과 수가 기준에는 '재활 환자'의 특성을 고려한 제도가 없다. 위의 [표 1.4]에서 보는 바와 같이 입원료 수가도 일반 급성기 환자와 동일하게 입원 16일부터 감액이 되고, 환자 특성상 급성기 환자에 비해 간호 인력이 적게 소요됨에도 동일하게 적용하여 수가를 간호 인력에 연동하여 감액 적용하고 있다. 이에 일선 재활병원에서는 장기 입원 환자에 대한 입원료 감액을 피하기 위해 조기 퇴원을 시켜, 3개월마다 병원을 전전하는 이른바 '재활 난민'이 발생하곤 한다. 현재 이들 재활 환자 상당수는 요양병원에 장기간 입원하고 있지만, 만성기병원의 한계로 집중적인 조기 재활치료가 이루어지지 않아 호전의 기회를 놓치고 여러 가지 합병증으로 삶의 질이 나빠지고 수명이 단축되기도 한다.

이와 같이 급성기병원에는 장기치료가, 요양병원에서는 적극적 재활치료가 어려워 회복 시기의 환자들이 여러 병원을 전전하는 문제를 해결하기 위해서 정부는 '재활의료기관의 지정' 제도[16]를 시행하고 있다. 지정 기준은 회복 시기에 있는 재활 환자 치료를 주로 수행하는 병원[17]으로서 인력 기준(수도권은 재활전문의 3명 이상)과 일정의 시설, 장비 기

---

16 근거: 「장애인 건강권 및 의료접근성 보장에 관한 법률」 제18조

17 재활의료기관들이 가장 큰 고충을 토로해 온 재활 환자 구성 비율이 또 한 번 완화된다. 지난 2022년에 이어 2년 만이다. 전체 입원환자의 40% 이상을 회복기 재활 환자로 채워야 하는 현행 기준이 지나치게 높아 일선 병원들의 미충족 사태가 우려된 데 따른 조치다. 보건복지부는 이달부터 중추신경계 환자의 재활의료기관 입원 시기를 기존 90일에서 최대 270일로 완화, 적용키로 했다. (출처: 2024. 1. 4., 데일리메디)

준을 갖추어야 한다. 이 기준에 의거 2023년도에는 제2기 재활의료기관 53곳을 3년의 기간으로 지정, 운영하고 있다. 아래 [표 1.5]와 같이 수도권에는 21곳이 지정되었다. 지난 제1기 45곳에서 8곳이 늘어난 수치다. 오는 2025년 초고령사회를 맞게 되어 향후 회복기 재활치료의 수요는 더욱 늘어날 것으로 예상되기 때문에 이의 지정 운영이 더욱 활성화될 것으로 예상된다.

[표 1.5] 제2기 수도권 소재 재활의료기관 현황
(지정 기간: 2023. 3. 1.~2026. 2. 28.)

지역	연번	의료기관명	소재지	병상
서울 (7)	1	국립재활원	강북구 수유동	263
	2	송파드림재활병원	송파구 가락동	206
	3	로이병원	종로구 평창동	120
	4	서울재활병원	은평구 구산동	80
	5	(의)춘혜의료재단 명지춘혜재활병원	영등포구 대림동	224
	6	제니스병원	광진구 구의동	86
	7	청담병원	강남구 청담동	199
경기 (11)	8	국립교통재활병원	양평군 양평읍	266
	9	로체스터재활병원	의정부시 호원동	165
	10	린병원	용인시 수지구	318
	11	마스터 플러스 병원	의정부시 호원동	203
	12	분당베스트병원	성남시 야탑동	149
	13	분당러스크재활병원	성남시 정자동	189
	14	(복)SRC재활병원	광주시 초월읍	238
	15	(의)기상의료재단 카이저재활병원	구리시 인창동	171
	16	일산복음재활병원	고양시 중산동	222
	17	일산중심재활병원	고양시 덕이동	288
	18	휴앤유병원	부천시 송내동	214

인천 (3)	19	미추홀병원	남동구 구월동	237
	20	브래덤재활병원	남동구 구월동	166
	21	서송병원	계양구 계산동	468

회복기 '재활의료기관'으로 지정이 되면, 질환별 회복기 동안 입원료 체감제가 면제되고, 치료 시간 단위당 재활 수가 인정, 재활 의료 통합계획관리료 등 다양한 혜택이 부여되어 병원의 수익성이 향상된다. 또한 환자 입장에서도 일반 재활병원보다 20~30% 더 많은 재활치료를 받을 수 있고, 언어치료와 인지치료, 로봇치료 등이 급여로 적용됨에 따라 치료비 부담이 경감되는 장점이 있게 된다.

PART 04.
대학병원 수도권 분원 이슈

수도권 소재 대학병원들 중 무려 9개 병원이 분원 설립을 추진하는 데 대하여 지역 중소병원이나 의원들은 얼마나 영향을 받을까? 이에 급성기병원들은 상당한 타격이 있을 것으로 예상되지만 의원들은 큰 영향을 받지 않을 것이란 의견도 있다. 이들이 입지한 위치가 지역 도심 중심지가 아닌 외곽에 위치하고 있는 곳이 많아, 기존 내원 환자들은 접근도가 좋은 동네의원으로 계속 갈 것이라는 예측에서다. 그러나 지난 2022년 3월에 700병상 규모로 개원한 '중앙대학교광명병원'의 사례를 보면 상황은 달라진다.

'중앙대학교광명병원'이 개원 50일 만에 1일 외래환자가 1천 명을 돌파한 데 이어 개원 1년 만에 2천 명을 넘어섰다고 한다. 그동안 광명 지역 병의원에서 진료받은 상당수 환자들도 별다른 제약 없이 2차 병원인 이 '분원'에 많이 내원했을 것으로 짐작된다. 건강검진의 경우에도 분원 직선거리로 불과 2.4km밖에 떨어지지 않은 광명시 소하동에 최첨단 검진 장비와 9명의 의사진을 갖춘 '중앙대학교광명소하검진센터의원'을 분원 개원 후 6개월 만에 개설했다. 그리고 시차를 두어 최첨단 검진 장비와 인력을 추가로 확충하고 있어, 지역 검진 병의원에게 상당한 타격을 주었을 것으로 보인다. 이처럼 대학병원 분원은 다시 의원으로 분화하는 방식으로 지역 '검진시장'을 잠식하고 있는 것이다.

9개 대학병원의 수도권 분원 추진 현황은 아래 [표 1.6]과 같이 2026~2027년도에 완공 예정이었으나 건설비 폭등 등의 원인으로 상당 기간 개원이 연기될 가능성이 크다고 한다. 그러나 장기적으로는 종합병원 형태로 모두 개원할 것이 확정적이기에 환자 수요는 한정되어 있는 데 반해, 공룡과도 같은 대학병원 분원이라는 의료 공급이 일시에 대폭 증가함으로써 지역 병의원들이 그 직격탄을 맞게 되는 형국이다.

[표 1.6] 주요 대학병원 수도권 분원 추진 현황

병원명	위치	예정 병상 수	개원 및 완공 예정일
세브란스병원	인천 송도	800개	2026년
경희대병원	경기 하남	500개	2027년
고려대병원	경기 남양주	500개	2027년
	경기 과천	500개	2027년
가천길병원	서울 송파(위례신도시)	1,000개	2027년
아주대병원	경기 파주	500개	2027년
	경기 평택	500개	2027년
인하대병원	경기 김포	700개	2027년
서울아산병원	인천 청라	800개	2027년
서울대병원	경기 시흥	800개	2027년
한양대병원	경기 안산	미정	미정
총계: 9개 대학병원, 6,600개 병상 이상			

출처: 국회 보건복지위원회 소속 더불어민주당 김원이 의원실, 머니투데이, 2023. 8. 7.

여기서 수도권 대학병원 분원 출현이 지역 개원가에 영향을 미치는 요인 중 '의사 인력'에 대해 예측 해보면, 대략 2028년부터는 6,600

여 병상에 상응하는 많은 교수 인력이 필요하게 된다. 앞으로 분원들의 개원 시기가 임박해지면 해당 대학병원들은 강력한 브랜드를 등에 업고 공급이 한정된 의사 인력을 전국적으로 '블랙홀'처럼 빨아들이게 될 것이며, 그 결과 지역 개원은 자연히 억제될 수밖에 없을 것으로 보인다. 기존 개원가에서 이탈하는 사례도 있을 것이고 신규로 개원가에 진입할 의향을 가진 의사들도 분원의 교수(특히 진료 교수)로 방향을 바꿀 가능성도 있다. 과거 '양산부산대학교병원'이 개원했을 당시 경남 지역 병의원 폐업률이 2008년 7%에서 2009년 9.9%로 3%가량 늘어났던 사례[18]를 보아도 이 이슈는 지역 개원 시장에는 큰 악재인 것이 분명해 보인다.

---

18 대학병원 분원 설립 경쟁에 지역 병의원 '울상'(2022. 12. 9., 경기메디뉴스)

PART 05.

향후 5년간의 개원 전망

 # 환경 1
2024~2025년도 아파트 입주 물량은?

　2024년도 전국 아파트 입주 물량은 총 30만 6,403가구로 전년보다 5%가량 적을 것으로 예상됐다. 특히 서울의 경우 1만 1,376가구가 입수해 올해보다 63% 급감할 것으로 보인다. 서울을 포함한 수도권은 18% 감소할 전망이다. 이처럼 서울을 중심으로 입주 물량이 급감하는 것은 정부가 집값 급등세를 잡기 위해 2020년 7월 민간 택지에도 분양가상한제를 적용하자, 주택 사업자들이 분양을 미뤘기 때문이다. 이러한 입주 물량 감소는 세입자들이 선호하는 새집 공급이 줄어든다는 뜻으로, 전셋값 인상의 주요 원인이 된다. (출처: "입주 절벽 오나… 내달 서울·인천 신규 입주 '제로'", 조선일보, 2023. 11. 28., 재구성)

　특히 수도권의 아파트 입주 물량 부족이 심각한 것으로 조사됐다. 경기도는 2025년 입주 물량이 6만 5,367가구로 올해보다 42% 적다. 인천은 올해 4만 6,233가구에서 2년 후에는 절반 수준인 2만 3,133가구에 그친다. 서울은 올림픽파크 포레온(총 1만 2,000가구)의 입주 효과로 2025년 입주 물량은 3만 2,073가구로 올해보다 소폭 감소할 전망이다. 하지만 당장 내년도 입주는 1만 921가구로 관련 집계를 시작한 2000년 이후 가장 적다. (출처: "2025년 아파트 입주 24만 가구… 12년 만에 최저", 조선일보, 2023. 12. 6.)

환경 2
올해(2024년) 상가 전망은?

부동산R114에 따르면, 전국 상가 분양 물량은 저금리와 부동산 호황기였던 2021년 4만 2,699개로 정점을 찍고 지속적으로 줄어 2023년 1만 1,511개로 떨어졌다. 전체 공급의 70%에 달하는 수도권 물량도 크게 줄었고, 아파트 상가와 주상 복합 상가는 2022년 대비 물량이 30% 정도 떨어졌다. 고금리, 고물가, 프로젝트파이낸싱(PF) 신용 경색 등 금융시장의 불확실성에 따라 올해도 상업용 부동산 시장의 위축 흐름은 계속될 전망이다. (출처: "'은퇴 후 상가' 실패 안 하려면 이 '3계명' 기억하세요", 조선일보, 2024. 2. 14.)

환경 3
3기 신도시 입주는?

지난 2018~2019년 사이에 정부는 3기 신도시 5곳을 발표했다. 당초 입주 예정 시기는 2025~2026년이었지만, 최근 조사에서 이보다 1~2년 밀렸다고 한다. 지연된 이유는 각 지구별로 다르지만 가장 큰 이유로 토지 보상 지연을 들 수 있다. 여기에 금리 인상, 공사비 상승, LH 아파트 철근 누락 사태까지 더해져 심하면 2030년은 돼야 입주가 가능하다는 언론의 보도가 나왔다. 3기 신도시는 역대 신도시 중 서울과 가장 가까운 3곳이기에 개원입지로는 큰 기회의 땅인 것이다. 정부는 공공주택 공급 속도를 높이기 위한 '패스트 트랙'을 도입하고 인허가 기간을 단축하는 등의 단축 노력을 하지만, 현지 사정은 여의치 않아 건설업계 관계자는 '첫 입주가 2027~2028년쯤 가능할 것'이라는 전망을 내놓고 있다. (출처: "착공 미뤄진 3기 신도시… 청약 예정자들 속탄다", 조선일보, 2023. 9. 13., 재구성)

3기 신도시 진행 상황

지구명	규모(가구)	현 상황	당초 입주 예정일 → 변동 입주 예정일
인천 계양	1만 7,000	공사 중	2025년 → 2026년 하반기
남양주 왕숙1·2	6만 8,000	공사 중	2025년 → 2027년 상반기
하남교산	3만 3,000	토지 보상 완료	2025년 → 2027년 상반기
고영창릉	3만 8,000	토지 보상 중	2025년 → 2027년 하반기
부천대장	2만	토지 보상 완료	2026년 → 2027년 하반기
광명시흥	7만	토지 보상 준비	2029년 → 미정

출처: '환경 3' 기사 출처와 같음

환경 4
구상권에서 신축하는 메디컬 빌딩은 더 이상 없다?

신도시에는 '메디컬 빌딩' 용도로 많이 건축되어 한 건물에 수 개의 의원이 개원하는 경우가 많았다. 또한 구시가지에도 신규 메디컬 건물이 많이 공급되어야 활발한 개원이 이루어질 수 있는데, 지난 2022~2023년도 중 수도권 구상권에 건축된 빌딩에 5개 이상의 의원이 개원한 빌딩이 여러 곳 있었다. 그러나 최근에는 성공 가능성이 있는 메디컬 빌딩 현장을 거의 보지 못했다. 완공 시까지는 적어도 1~2년이 소요되기 때문에 현장에 펜스를 쳐 놓았거나, 공사를 시작한 흔적이 있어야 하기 때문이다. 수도권 구상권에서 병원 입점 가능 신축 건물의 공급이 절벽 상태인 것이다.

2022~2023년도 구상권에 들어선 메디컬 빌딩 예시

소재지	빌딩명	개소	과별(의사 수)
경기도 과천시	e편한세상 시티 과천	6	내과(1), 소청과(3), ENT(1), 튼튼의원(3), 피부과(2), 정신과(1)
경기도 수원시	망포역 포레스퀘어	7	내과(2), 신경과(1), 정신과(1), 정형외과(2), 피부과(2), 성형외과(2), 미용의원(1)
경기도 수원시	망포역 플래티넘베이스	8	내과(2), 소청과(4), 정신과(1), 통증과(1), 안과(3), 미용의원 3곳(각 1)
서울시 창동	씨드큐브 창동	5	내과(1), ENT(1), 정형외과(2), 피부과(1), 산부인과(3)

치과, 한의원을 제외한 수치이다.

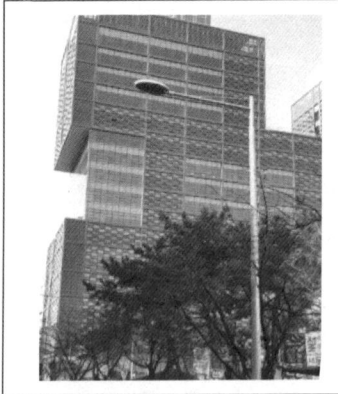

서울 동부권의 랜드마크인 '씨드큐브 창동'에는 5개의 의원이 개원해 있다.

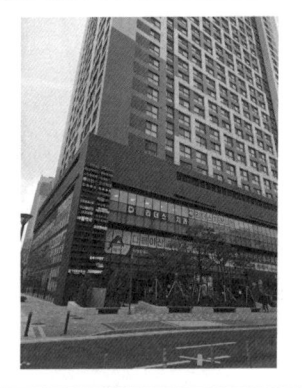

정부과천청사역 역세권에 위치한 'e편한세상 시티 과천'에는 6개의 의원이 개원해 있다.

환경 5
실손보험 비급여항목 지급 기준 강화되나

앞으로 체외충격파, 도수치료 등의 치료 항목에 대한 실손의료보험 지급 기준이 강화될 것으로 보인다. 최근 보험사들이 비급여항목 등의 치료가 일정 횟수가 넘어선 '실손보험' 가입자들에게 보험금 지급 기준이 강화될 수 있다는 안내문을 발송한 것으로 알려졌다. (중략) 보험사에서는 이 같은 비급여항목 대부분을 모니터링하고 있고 이번 안내문은 소비자들이 당황하는 사례를 줄이기 위한 차원에서 발송된 것으로 알려졌다. (출처: "'몸 찌뿌둥 하니 도수치료?' 이젠 안 된다… 실손보험 비급여항목 지급 기준 강화되나", 더퍼블릭, 2023. 5. 17.)

2028년경이 되어야 회복될 전망

앞의 환경적 요소들을 종합적으로 고려할 때 수도권에서의 향후 5년간 개원은 전년도인 2023년 수준 정도이거나 그 이하로 줄어들 것으로 전망한다. 전년도에는 가장 활발했던 2022년도의 80% 이하 개원이 이루어져[19], 최근 6년간 가장 적은 개원 수를 보였다. 이하 전망 근거를 부문별로 기술해 본다.

첫째, 향후 2~3년 동안 수도권에서 신규로 입주하는 아파트 물량이 2000년 이후 가장 적을 것이라고 한다. 주택 증가 수가 적은 상태에서는 개원도 적을 수밖에 없다. 그리고 현재 수도권에서 조성이 완료되었거나 조성 중인 파주 운정, 양주 옥정, 인천 검단, 평택 고덕, 감일 지구 등 신도시에도 이미 많은 병원들이 선점하고 있기 때문에 이들 지역에 추가로 진입할 병원들도 제한적일 수밖에 없다.

---

[19] 본서 '제1장 분석, 트렌드 편 → PART 01. 의원 개원 경향분석 → [표 1.1] 진료 그룹별 수도권 개원 현황' 참조

둘째, 앞의 '환경 2' 기사와 같이 올해(2024년)도 고금리, 공사비 상승, 프로젝트파이낸싱(PF) 신용 경색 등으로 상업용 부동산 시장이 위축될 것이라 한다. 개원 준비 의사들이 선호하는 신규 상가 공급이 줄어든다는 이야기다. 앞으로 수년 동안 신규로 조성되는 신도시나 택지개발지구가 거의 없는 상황에서 구시가지의 신축 상가 감소는 개원 시장에는 악재인 것이다.

셋째, '실손보험' 지급 기준 강화 및 비급여항목에 대한 규제 가능성이다. 앞의 '환경 5' 기사와 같이 '실손보험'에서 많은 적자를 보고 있는 보험사에서 앞으로 실손의료보험 지급 기준을 강화할 것이라고 한다. 그리고 정부도 '혼합진료' 금지[20] 등 비급여항목[21]에 대한 규제책을 내놓을 가능성도 있다. 이러한 규제들이 시행되면 현재 병원 수익의 근간이 되는 '비급여진료'가 위축되어 해당 진료과목 의사들은 자연히 개원을 망설이게 된다.

상기 전망은 올해(2024년) 1~2월 중 수도권 개원 현황[22]을 보아도 유사한 흐름을 보이고 있다. 전년도 동 기간에는 170여 곳이 개원했으나 올해 1~2월은 140여 곳 개원에 그친 것이다. 이 추세는 당분간 이

---

20 현행 각 의료기관에서 비급여 실손보험을 청구하기 위해서는 건강보험이 보장하는 급여항목이 1개 이상 반드시 포함돼야 하는 '혼합진료' 구조이며, 실손보험이 전체 건강보험 진료비를 견인하고 있다고 보기 때문에, 실손보험으로 이어지는 비급여 통제기전 없이는 지속 가능한 건강보험제도 유지가 불가능하다는 주장이 나오고 있다. (출처: 김은영, 2023. 3. 16., 실손보험금이 건보 진료비도 견인… '혼합진료' 금지가 답?, 청년의사)

21 '실손보험' 관련 비급여 항목에 미용·성형, 종합검진, 예방주사 등은 제외됨.

22 대한병원컨설팅 홈페이지(www.dhbc.co.kr) → 인구통계, 개원현황 → 2024년 1, 2월 수도권 병의원 개원현황

어질 것으로 예상된다. 적어도 '3기 신도시'에 25만여 가구가 본격적으로 입주를 시작하는 2028년경이 되어야 다시 회복될 것으로 전망하는 것이다.

그러나 개원 시장은 앞서 기술한 환경적 요인들만이 영향을 미치는 게 아니다. 단기적으로는 현재 최대 이슈인 '의대 정원' 문제가 개원에 어떠한 영향을 미칠지는 누구도 쉽게 예상할 수 없을 것이며, 중기적으로도 '수도권 대학병원 분원' 이슈가 비슷한 시기에 입주를 시작하는 '3기 신도시' 지역의 개원에 어느 정도 타격을 줄지도 현재로서는 가늠하기가 쉽지 않다.

이와 같이 '개원'에 영향을 미치는 수많은 변수들이 있음에도 분명한 것은 현재의 수도권 개원 시장이 만만치 않다는 점이다. 최근에 개원한 병원들 중에 지역에 경쟁이 심하여 고전하는 병원들이 의외로 많이 있다. 따라서 중장기적으로도 2022년도와 같은 '개원 열풍'은 다시 오지 않을 것이란 예상을 해 본다. 그러나 이러한 전망은 전체적인 흐름을 일컫는 것이며, 진료그룹 또는 진료과에 따라서는 최근보다 개원이 더 활성화되는 병원들도 있을 것으로 본다. 금년(2024년) 초 1~2월 개원 현황을 보아도 최근 수년간 가장 개원이 부진했던 소아청소년과 개원이 증가하고 있으며, 정신건강의학과도 활발한 최근 개원 추세를 계속 이어 가고 있다.

제2장

이론, 원리 편

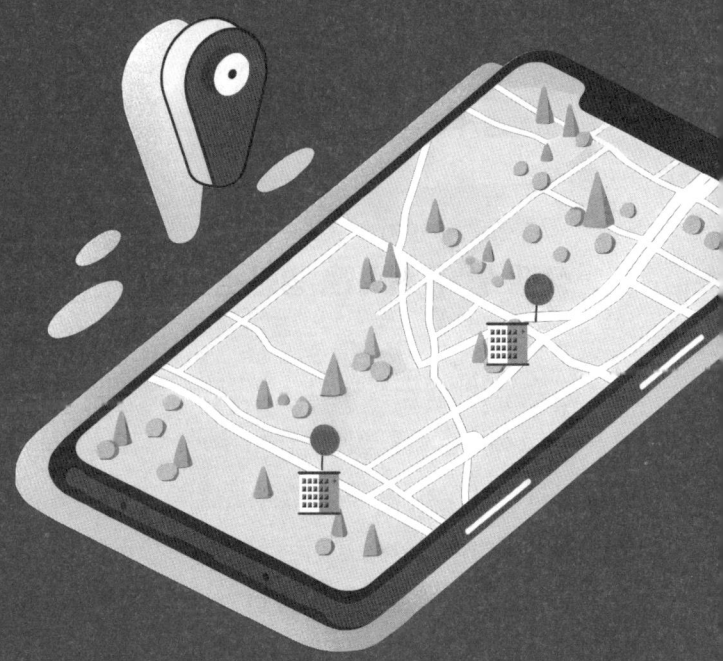

― 입지는 강점보다 약점을 먼저 찾아야 한다.
　약점은 잘 드러나지 않으려는 속성이 있기 때문이다.
― 입지 선정은 배우자 선택과 유사하다. 처음 보면 별로인데,
　자꾸 보면 끌리는 곳이 있다.

<개원입지 36계명 중에서>

PART 01.
병원 상권과 개원입지

상권, 입지, 진료권, 병원 상권

상권이란 좁은 의미로는 어떤 사업을 영위함에 있어서 대상으로 하는 고객이 존재해 있는 시간적, 공간적 범위를 말하며, 넓은 의미로는 모여 있는 상가 전체의 공간적 범위 즉, 홍대 상권, 강남역 상권이라고 말할 때의 의미이다. 입지는 입지 주체가 정한 장소로 정적, 공간적 개념이며, 통상적으로 '병원 자리'라고 할 경우 입지를 말한다.

반면, 진료권(診療圈)이란 병원들의 진료 행위가 미치는 지역의 범위, 또는 환자의 현주소의 분포 범위를 진료권이라고 한다. 병원 진료권은 1차 병원인 의원 중에도 진료과목 또는 진료형태에 따라서 달라진다. 예컨대 강남에 위치한 미용의원은 국내 전 지역과 국외도 될 수 있다. 이와 같이 각각의 개념 차이가 있지만 본서에서는 좁은 의미의 상권과 진료권을 하나의 의미로 '병원 상권'이라고 칭하고자 한다.

상권 파악이 1순위

대체적으로 상권은 입지가 조성되거나 도시가 형성된 후 5년에서 10년 또는 15년까지의 세월이 흘러야 성숙되는 경우가 많다. 상권의 성숙 단계는 ①입지 형성(미성숙지) → ②성장 단계 → ③성숙 단계 → ④확장 단계 또는 침하 단계와 같은 4단계를 거치기 때문에 입지 예정 상권이 어느 단계에 있는지를 파악하는 것이 중요한 동시에 매우 어려운 과제다. 또 상권은 여러 가지 요인으로 이동하게 된다. 옆에 생긴 신도시로 이동하기도 하고, 인근에 지하철이 개통되거나 대형 판매 시설이 들어서면, 그곳이 상권 중심지가 되기도 한다.

병원은 한번 자리 잡으면 바꾸기가 쉽지 않기 때문에, 상권 전체가 번성하는 상권인지 아니면 쇠퇴기 상권인지, 이동하는 상권인지를 흐름(flow)의 시각에서 파악하고 입지를 정해야만 장기적으로 병원을 운영할 수 있다. 그다음으로, 전체 상권 분석을 먼저 하고, 개별 입지 분석은 그 뒤에 해야만 한다. 즉, 숲을 먼저 보고 그다음에 나무를 봐야 한다. 이 순서가 바뀌어 실패한 병원들이 의외로 많다.

경쟁력 있는 건물이 2순위

일반적으로 신규 개원의는 개원 검토 지역의 신축건물을 가장 선호한다. 아무래도 건물이 새로 생기면 주변인들의 주목을 받게 되며, 개원 후에도 한 번씩은 들를 것 같은 느낌을 받는다. 또 원장 입장에서는 새로 인테리어를 하면 깔끔하고 분위기도 좋아 구축 건물 병원들보다는 경쟁력이 있다고 인식하는 듯하다. 또 신도시 등의 신축건물은 시행사나 건물주가 개원 초기 넉넉한 렌트 프리와 인테리어 지원금도 선물할 것이라고 기대한다. 구상권에 위치한 구축 건물이라도 목 좋은 곳의 은행이었거나 프랜차이즈 업종이 나간 곳은 인기가 있다. 특히, 금융기관의 점포 위치나 면적이 병원 상권, 입지와 유사하기 때문에 눈여겨봐야 한다. 예를 들면 지난 2022년도에 화성시 동탄1지구에서 공동 개원한 '동탄탑내과'는 사거리 코너 건물 2층에 위치한 '농협'이 이전했던 장소에 들어가 성공적으로 병원을 운영하고 있는데, 이 건은 모 개원입지 컨설팅 회사에서 주관했다고 한다.

경쟁 병원 조사도 병행해야

개원가에 있어, 전문과목이 내과, 소아청소과, 이비인후과는 진료과목을 서로 바꿔서 표시한다. 감기과 계열 병원들은 경계선이 모호하기 때문이다. 전문과목이 정형외과, 신경외과, 통증의학과나 재활의학과도 마찬가지다. 이와 같이 전문과목뿐만 아니라 동일 진료과목을 표방하는 모든 병의원들은 경쟁 병원이 된다. 그리고 일반과와 같이 여러 진료과목을 보는 정형외과도 해당 진료과목을 보는 병원과 경쟁 관계가 되며, 추나요법이나 통증치료를 하는 한의원도 근골격계 병원들에게는 경쟁 관계가 성립된다.

2차 병원과 3차 병원들도 경쟁 병원이 되는 경우가 많다. 특히 건강검진의 경우 대다수 척추관절병원이 MRT, CT 등 고가 장비와 내과, 영상의학과 등 전문 의료진을 갖추고 있기 때문에, 내과의원에서 실시하는 검진보다 더 우월한 경쟁자가 된다. 따라서 경쟁 병원에 대한 시장조사는 동일 과목을 진료하는 모든 병의원이 대상이기 때문에 보다 광범위한 관찰이 필요하다. 경쟁 병원들의 규모, 환자 수, 의사 수, 장비, 위치, 주차장, 지역 평판 등 여러 경쟁 요소들에 대해 면밀히 조사를 해서 병원 입지를 정해야 한다.

최근 발간된 도서 『봉직의 3년, 전문병원 개원하기』에서 저자 박병상 박사[23]는 기존의 산업 간, 업종 간 경계가 사라지는 현상이 의료 분야에서도 나타나고 있다고 진단하면서 인근에 있는 병원이 경쟁 관계인지가 불확실하다고 했다. 이는 진료과 간 경계가 허물어지면서 전문과별 주 진료 영역에서 추가적인 수익을 창출하는 분야로 확장하고 있다고 하면서 구체적인 예시들을 제시하고 있다. 그중 하나는 아래와 같다.

여성 방광염, 여성 배뇨 질환, 요실금 골반 분야 진료는 산부인과, 비뇨기과, 대장항문외과에서도 진료한다. 위·대장 내시경은 소화기 내과, 대장항문외과, 가정의학과에서 하고 있으며, 위, 식도 역류 질환은 원래 내과 영역으로 알려졌지만 이비인후과에도 환자들이 찾는다. 성형외과 분야도 예외가 아니다. 코 수술은 이비인후과, 눈 수술은 안과에서도 많이 하는 수술이다.

---

23 저자는 보건학박사로 병원급 의료기관의 건립본부장을 거쳐, 하나이비인후과 네트워크 경영지원회사의 대표를 역임했다. 1998년 국내 최초 개원 정보서인 『병의원 개원 가이드』를 시작으로 『의료기관 개원지식 100』, 실전 클리닉 『의료기관 경영실무 핸드북』 등 경험과 이론을 정리한 10여 권의 저서가 있다.

개원입지 36계명

01 통계, 수치, 빅데이터에 너무 의존하지 마라. 결괏값이 현장과 다르게 나올 수 있다.
02 친구, 동료, 선배에 너무 의존하지 마라. 자신을 믿어야 한다.
03 병원이 없으면 없는 이유가 있고, 많으면 많은 이유가 있다.
04 환자가 많으면 많은 이유가 있고, 적으면 적은 이유가 있다.
05 경쟁 병원은 동일 진료과, 동일 종별만이 아니다.
06 입지 선정은 배우자 선택과 유사하다. 처음 보면 별로인데, 자꾸 보면 끌리는 곳이 있다.
07 입지는 옷과 같다. 자신에게 맞지 않으면 괴롭다.
08 지도 검색만으로 대강의 입지 분석을 할 수 있어야 한다.
09 상권 분석의 핵심은 심리 분석이다.
10 상권은 강한 상권이 약한 상권을 흡수하는 흡인력을 가진다.
11 상권은 살아 있는 생명체와 같이 변한다.
12 입지는 강점보다 약점을 먼저 찾아야 한다. 약점은 잘 드러나지 않으려는 속성이 있기 때문이다.
13 '숨어 있는 1인치'를 찾아라. 이것이 승패를 가를 수 있다.
14 유망지란 애초부터 존재하지 않는다. 유망지로 알려진 순간부터 '기피지'가 될 수 있다.
15 100점짜리 입지는 존재하지 않는다. 100점 입지로 만들어야 한다.
16 입지에도 '선점의 법칙'이 적용된다.
17 나무를 보지 말고 숲을 봐라.

18 유동 인구나 거리의 화려함에 현혹되지 마라.

19 건물 공실이 많고, 유동 인구가 적은 것에 실망하지 마라.

20 사람들이 '얼마나 지나가느냐'가 아니라 '왜 지나가느냐'가 중요하다.

21 강한 상대에 가까이 가려 하지 마라. 그러나 내가 더 강하면 가도 된다.

22 장고 뒤에 악수 둔다.

23 뛰는 자 위에 나는 자 있다.

24 뚜껑은 열어 봐야만 알 수 있는 게 아니다. '예지력'을 갖지.

25 '소탐대실'하지 마라. 작은 것을 주고 큰 것을 얻어야 한다.

26 세상에 공짜 없다. 공짜 너무 좋아하지 마라. 다친다.

27 한 번의 성공이 다음번 성공을 보장하지 않는다.

28 게으르면 개원하지 마라. 개원하면 극한 일들이 기다리고 있다.

29 개원은 '때(time)'가 중요하다.

30 발품은 결코 배신하지 않는다.

31 아는 만큼 보인다.

32 개원할 자리가 없는 게 아니라 안목이 없음을 탓해야 한다.

33 개원보다 양도가 어렵다.

34 개원할 때 '출구전략'도 짜야 한다.

35 망한 곳도 흥할 이유가 있으면 들어가라.

36 한곳에 너무 집착하지 마라.

PART 02.
병원 상권과 입지의 특성

병원 입지의 특성

1차 병원인 의원은 의료서비스를 제공하는 소매업이다. 일반적으로 소매업은 장소의 조건이 커다란 영향력을 가지고 있어, 장소적 조건에 따라 사업 경영에 대한 방향이 결정되기 때문에 입지업(立地業)이라고 말한다. 이 입지 조건은 고정되어 있는 것이 아니라 여러 가지 요인에 의하여 변화하기 때문에 소매업을 성립시키는 조건 역시 변해 갈 수밖에 없게 된다.

병원 입지도 사람이 많이 모이는 곳에서 상권이 성립하는 소매업 입지와 대체로 유사하지만 다른 특성들도 있다. 즉, 병원은 고객(환자)이 거주지나 직장 등에서 방문 병원을 정해 놓고 출발하는 대표적인 '목적 구매형' 업종인 것이다. 방문 병원은 일반적인 상권 경계(boundary)를 벗어난 위치에 있을 수도 있고, 병원 의료진의 평판과 진료 능력에 따라 보다 광역화된 지역에서도 내원하기 때문에 일반적인 소매업 입지와 다른 특성을 가진다.

주택지 상권

 아파트나 다세대주택 등 주거시설이 몰려 있는 곳을 주택지 상권이라 한다. 이 상권의 환자층은 배후지에 거주하는 주민들이어서 제한된 상권의 특성상 병원 성장에도 한계가 있을 수 있지만, 지역에 좋은 소문이 나면 꾸준히 병원을 유지할 수 있는 장점이 있다. 반면, 안 좋은 소문에는 빠르게 전파되는 단점이 있다. 세대수가 많은 아파트 단지더라도 거주민 전부가 유효 고객이 되는 것은 아니다. 이런 경우는 출입구가 여러 곳으로 뚫려 있기 때문에 거주민의 동선이 분산된다. 배후 세대의 생활 동선상에서 벗어난 상가는 아무리 거리가 가까워도 고객이 유입되기 어려운 경우가 많다.

 아파트를 주요 배후 세대로 삼는 병원 상권은 아파트 출입구 위치를 파악해 단지의 내부 유입 가능 세대와 외부 유입 가능 세대를 분리해 분석해야 한다. 특히 보호자를 동반하는 소아청소년과의 경우는 이런 생활 동선이 매우 중요하다. 주택지 상권에서도 아파트만 있는 경우, 다세대 또는 빌라만 있는 경우, 이 두 가지가 혼재된 경우가 있는데, 일반적으로 혼재된 주택지 상권이 급여과 개원의들이 가장 선호하는 상권이다. 또 입지 조사는 향후 재개발 계획이 없는지를 살펴야 한다. 비록 실행되기까지는 상당한 기간이 소요되지만 계획이 발표되는 시점부터는 그 병원의 미래가 없어지게 되기 때문이다.

단지 상가와 근린 상가

아파트 단지 내 상가는 '주택건설 기준 등에 관한 규정'에 의해, 공동주택 건립 시 주민 생활편의를 위해 설치한 상가를 말한다. 공동주택과 함께 건설되기 때문에 주택법의 적용을 받는다는 것이 다른 상가와는 다른 점이라고 할 수 있다. 주택 외 별도의 상권이 없더라도 배후의 입주 가구가 소비층으로 버티고 있고, 단지에 대해서도 독점적인 시장을 형성할 수 있기 때문에 아파트 등 주택이 2,500세대 정도가 되면 동네병원 1개씩은 분포되어 있는 경우가 많다. 그러나 중대형 아파트 단지는 단지 외부 소비 심리가 강하기 때문에 세대수가 더 많아도 병원이 없는 경우가 제법 있다.

근린 상가는 아파트 단지 상가보다 개원의들이 더 선호하지만, 주택지에서 중심 지역으로 이동할 교통수단이 좋은 경우에는 환자들이 역세권이나 중심 상업지에서 진료를 받으려 하는 심리가 있으므로 입지 선정에 유의해야 한다.

신도시와 택지개발지구

신도시와 택지개발지구[24]에 위치한 상가는 반드시 상권 형성 기간을 길게 보고 장기적 안목을 갖고 접근해야 한다. 이들 지역은 아파트 입

---
24 도시 지역과 그 주변 지역 중 택지를 집단적으로 개발하기 위하여 필요한 지역에 대하여 고시·지정된 지구

주 후에도 상권이 활성화되기까지는 구도심에 위치한 상가들보다도 속도가 늦는 경향을 가진다. 신도시 최초 아파트 입주 후 수년이 지나야 안정화 단계에 이르는 경우가 많이 있으나, 반대로 초기에 선점을 하면 중·장기적으로 운영, 유지할 수 있는 장점이 있다. 신도시에는 일반적으로 아파트와 인접한 곳에 근생 상가들이 먼저 건축되는 경우가 많은데, 이곳에 개원을 검토할 때는 향후에 인근 상업 지역에 병원들이 들어올 가능성에 대해서도 검토가 필요하다.

근생 시역은 한정된 배후 세대만을 진료권으로 형성하지만, 상업 지역은 보다 넓은 진료권을 형성해서 그 구심력으로 근생 지역의 상권을 흡수해 버리기 때문이다. 상업지구는 상가가 적으면 적을수록 좋은데, 신도시나 택지개발지구의 면적에서 상업용지 비율이 5% 이하면 좋다. 이들 지역에 위치한 상업지구의 상가들이 핵심 상권에 공급되고, 배후 수요가 많고 그 지역에 랜드마크가 되는 경우가 많아 병원 외에도 은행, 프랜차이즈 업종, 기타 유명 점포 등도 많이 입점하게 되므로 상가들이 많으면 병원들의 경쟁도 더 심해지게 된다.

오피스 상권

오피스 상권은 여러 회사들이 맞물려 있으며, 대부분 오피스텔이나 빌딩 등이 밀집된 상권을 말한다. 일반적으로 오피스 상권은 대중교통과 연계가 잘되어 있어 유동 인구가 많고 대형 빌딩들이 밀집되어 직장 인구가 풍부하다는 장점이 있다. 서울의 경우 강남, 역삼, 선릉, 삼성, 여의도, 시청 등과 최근에 떠오르는 뚝섬역과 성수역 상권을 대표적인 오피스 상권으로 볼 수 있다. 이 상권의 특징은 주 5일 상권이라는 점이다. 주 5일 근무제가 보편화되면서 실질적으로 오피스 상권에서 매출이 발생하는 날이 주말과 공휴일을 제외한 평일만 가능해졌다.

일반 소매 업종의 경우 오피스 상권의 주중 대비 주말 매출 비중은 20~50% 정도라고 한다. 이에 주말 환자 수가 격감되는 것을 예상하여 주말에는 검사, 시술 등 예약 진료를 하는 병원들이 다수 있다. 그러나 '워라밸'을 중시하는 원장의 경우에는 주 5일 회사 근무일에만 진료하는 경우도 많다. 또 이 상권은 점심시간대에 환자가 가장 많으므로 대기 시간 단축과 진료 응대에 많은 신경을 써야 한다. 이 지역에서는 점심시간을 오후 1시 반 이후로 하는 병원이 많다. 오피스 상권의 또 다른 특징은 사람들의 행동반경이 넓지 않다는 점이다. 이 상권을 분석할 때, 주택지 상권을 분석할 때처럼 상권 범위를 넓게 설정해 버리면 너무 많은 사람들을 유효 고객으로 보는 오류를 범하게 된다.

물리적인 거리가 가까워도 실제로는 유입되지 않는 경우가 많으므로 인근에 위치한 건물들에 실제로 얼마나 많은 직장인들이 근무하고 있는지를 파악해야 한다. 특히 대형 빌딩의 경우 회사의 이전으로 한 번에 많은 구성원들이 상권에서 빠져나가는 일이 생길 수 있기 때문에 큰 회사 이전 이슈가 없는지 사전에 체크해야 한다.

지식산업센터 지원 상가

지식산업센터 지원 상가는 지식산업센터의 상주인구를 지원하는 보조 시설을 말한다. 지식산업센터는 업무 공간 외에 연면적의 10%대 정도가 휴게실 및 구내식당, 상가 등의 지원 시설을 갖추도록 정해져 있다. 이 상권에는 대부분 젊은 층이 많고 외부 유동 인구 흡수력이 약한 특성이 있어 소비층 자체가 빈약할 수 있다. 문정동, 구로동, 가산동처럼 지식산업센터 단일 밀집 지역은 주5일 근무 환경의 영향을 직접적으로 받을 수 있을 뿐만 아니라 유입 인구가 한정돼 있기 때문에 주말에는 환자 수가 급감한다. 이 상권에 개원을 검토할 때, 상가 빌딩 1층에서 위층으로 바로 출입이 가능한지도 확인해야 한다.

건물 안으로 많이 들어와서 상가에 진입하는 복잡한 구조로 되어 있다면 환자 유입이 낮아지게 된다. 이런 구조라면 임대료가 조금 비싸더라도 1층에 개원하는 게 유리할 수 있다. 이러한 특성으로 가산디지털단지 서부 역세권에 있는 병원 3곳(내과, 이비인후과, 안과)이 모두 1층에 위치해 있다. 또 '나 홀로' 지식산업센터는 상주인구가 극히 한정돼 있기 때문에 고립될 수 있어 입지 선정에 주의가 필요하다.

가산디지털산업단지

지하철 1호선과 7호선이 교차하는 환승역으로, 1일 승하차 인원이 13만 여명으로 수도권 지하철역 중에서 상위 10위 안에 든다. 상주인구는 10만 여명이다. 이 단지에는 직원 수 10~30명 정도의 소규모 직장이 많으며, 주로 PC 앞에서 반복적인 작업이 많아 어깨, 손목 등 특정 부위의 통증 질환자가 많다. 따라서 이 역세권 내 근골격계 의원 5곳 모두 통증과로 운영되고 있다. 4곳은 통증전문의 1인 진료이며, 1곳은 재활의 등 4인 진료를 하고 있다. 최근에(23년 11월) 동부 역세권에 1인 진료 정형외과가 개원했다.

PART 03.
고객의 심리, 원장의 심리

저자는 병원 입지컨설팅업에 장기간 종사하면서 국내 상권 분석에 대한 책을 20권 이상 구입하여 정독했는데, 책 저자들은 공통적으로 상권 분석의 핵심은 '심리 분석'이라고 정의하고 있다. 이에 전적으로 공감하면서, 개원과 관련한 고객(환자)의 심리와 원장이 심리를 각각 분석하면 아래와 같다.

고객(환자)의 심리

심리 1

고객은 일반 음식점은 가까운 곳으로, 전문 음식점은 거리가 멀어도 더 좋은 곳으로 가고 싶어 하는 소비 심리를 가진다. 당연히 상권의 범위가 다를 수밖에 없다. 더 멀리서도 고객이 찾아오는 이유는 입지 이외에 맛과 유명세 등도 있기 때문에 전문 음식점은 상권의 범위가 넓다. 동선은 일반적으로 사람들의 3대 심리에 의해 좌우된다.

동선 조사 3대 심리

최단 거리 심리	생활 편의시설이 위치한 곳을 향해 사람들은 최단 거리 골목길을 선택하게 된다. 생활 편의시설은 대형슈퍼 등 접객력이 있는 핵심 점포나 버스정류장, 그리고 지하철역 등이다.

위험 회피 심리	사람들은 보도 폭이 넓은 도로를 주로 이용한다. 좁은 골목은 어둡고 위험하기 때문에 안전한 길을 선호하게 된다.
하향 심리	지형지세에 의해 사람들은 낮은 쪽 길을 따라 움직인다. 즉 거슬러 올라가거나 경사진 옆길은 부담스러워한다.

또 고객들은 소비를 한다면 조금 멀더라도 상권이 번성한 곳으로 가서 소비하려는 심리가 있다. 번성한 곳에서는 눈요기 물건도 많아 구매할 상품의 선택의 폭도 넓기 때문이다. 그리고 부모들은 아이가 차량이 다니는 길을 건너는 것에 불안감을 갖고 있기 때문에 통학 버스가 있어도 길 건너까지 멀리 보내지 않으려 한다.

심리 2

편안함과 안정감을 추구하는 현대사회의 고객들은 불편함을 조금이라도 참지 못하는 경향이 심하다. 근린시설이나 상업시설의 상가 주차장은 필수적 요건으로 주차 여건이 나쁘거나 주차에 대한 부담감이 생기면 바로 다른 곳으로 이동해 버리려 한다. 주차시설은 고객 동선을 기획하고 계획하는 데 중요한 요인으로 작용한다. 특히 어린이 동반 쇼핑의 경우에는 주차장이 반드시 쉽고 편리해야 한다. 또 상가 위층에 올라갈 때 엘리베이터 속도가 늦거나 부하가 걸려 대기 시간이 길어지면 불편함을 느끼게 된다. 따라서 최근에는 건물 지하나 1층, 2층에 개원하는 병원들을 많이 볼 수 있다. 이는 건물 엘리베이터를 이용하지 않고 도보로도 병원에 도착할 수 있는 장점도 있기 때문이다.

심리 3

기다림의 8가지 심리[25]

1. 아무것도 하지 않는 시간은 무엇인가를 하는 시간보다 길게 느껴진다.
2. 프로세스 이전의 기다림이 프로세스 속에서 기다리는 것보다 길게 느껴진다.
3. 걱정이 많으면 기다림이 훨씬 더 길게 느껴진다.
4. 불분명한 기다림은 끝날 것을 알고 있는 분명한 기다림보다 더 길게 느껴진다.
5. 설명되지 않는 기다림은 설명된 기다림에 비해 더 길게 느껴진다.
6. 불공평한 기다림은 정당한 기다림에 비해 더 길게 느껴진다.
7. 서비스의 가치가 클수록 고객들은 더 오래 기다릴 수 있다.
8. 혼자 기다리는 것이 여럿이 함께 기다리는 것에 비해 더 길게 느껴진다.

심리 4

고객은 식당에 가서 손님이 많으면 기다려서라도 이곳에서 음식을 먹으려 한다. 음식이 맛있거나 가성비가 높은 것으로 미리 판단해 버리기 때문이다.

또 고객은 병원 대기실에 대기 환자가 많으면 병원이 유명한 줄 안다. 그래서 다른 병원으로 발길을 돌리지 않고 기다리게 된다.

---

25 출처: 김영학, 살아있는 의사, 살아있는 병원 P.28, 서울특별시병원회, 2006년

심리 5
고객은 대접받으려 하는 심리가 있다. 즉, 고객(환자)은 병원 출입문을 열고 들어올 때부터, 치료받고 나갈 때까지 대접받았다는 느낌을 갖기를 원한다. 환자가 병원에 온 목적은 아픈 곳을 치료받는 것도 있지만, 치료를 통해 위로를 받으려는 심리도 있어서이다. 따라서 환자의 욕구가 충족되어야만 환자는 그 병원을 재방문하게 된다.

심리 6
비즈니스의 상식에 '3 대 33의 법칙'이 있다. 이는 만족스러운 상황에서는 3명에게 말하지만, 불만족스러운 경우에는 33명에게 소문을 낸다는 것이다. 간단하게 말하면, 나쁜 소문은 좋은 소문보다 10배 빨리 전달된다.

심리 7
코로나19와 같이 위기가 왔을 때, 고객들은 보수적으로 변하게 된다. 이럴 땐 유명한 브랜드나 안전해 보이는 브랜드에 의존하게 된다. 따라서 환자들은 사람들이 많은 병원이나 안전해 보이는 병원으로 더 몰리게 된다. 이러한 경향은 나이가 들수록 더 심하다.

원장의 심리

심리 1

원장은 마음에 드는 병원 자리를 봤을 때, 경쟁자가 먼저 할 것 같은 예감에 마음이 급해지는 경향이 있다. 분양 임대업자들은 이러한 심리를 이용해 없는 경쟁자를 만들어 부추기기도 한다. 또 첫눈에 들지 않는 자리는 두 번 다시 보지 않으려 한다. 그러나 나중에 다른 원장이 개원해서 잘되면 그때는 배 아파 한다.

심리 2

원장은 양수 검토 병원의 환자가 많으면, 양수 후에는 본인도 그 환자를 유지할 수 있을 것으로 생각하는 심리가 있다. 반면, 양수 환자가 적으면 본인도 더 늘리기 어려울 것이라 단정하고 자세한 상황을 파악하려 하지 않고 쉽게 포기해 버린다. 그러나 다른 원장이 인수해서 잘되면 그땐 배 아파 한다.

심리 3

원장은 마음에 드는 자리를 봤을 경우에, 주변에서 "좋다! 좋다!" 하고 강력히 권해야 결정하려는 심리가 있다. 그러나 대다수는 그렇게 하지 않을 것이다. 병원 입지는 항상 애매하다는 특성을 갖고 있어 쉽게 확신할 수 없고 책임지지 않으려 하기 때문이다.

심리 4

개원지 선정에 있어 공격적인 성격의 원장은 유동 인구와 경쟁 병원이 많은 '물 반, 고기 반'의 중심 지역을 선호하는 심리가 있으며, 안정적인 성격의 원장은 '가늘고 길게' 전략으로 독점지를 찾거나 확실한 나만의 배후 세대가 있는 '항아리 상권'을 선호한다.

심리 5

원장은 눈앞에 전개된 개원 준비에만 집중하려 하며, 개원 후 발생할 수 있는 다양한 리스크(아래 예시)들에 대해서는 외면하려는 심리가 있다. 그래서 나중에 문제가 터지면 우왕좌왕하면서 당황한다.

- 개원 후 얼마 가지 않아 맞은편 사거리 코너에 신축을 위한 터파기 공사를 목격할 때
- 겨울에 개원 후 여름이 되어, 가로수가 병원 간판과 창문을 덮어 보이지 않을 때
- 병원 운영 콘셉트와 전혀 안 맞는 입지에 개원을 했다고 깨달을 때
- 병원은 5년간 장기 계약을 했는데, 개원 6개월이 지나도 1일 진료 환자가 생각보다 적을 때
- 병원 인테리어를 끝내고, 보건소 신청 과정에서 불법 건축물로 연락이 왔을 때
- 메디컬 타워라고 해서 믿고 임대차계약을 마치고 인테리어 공정이 30% 이상 진행됐는데, 해당 호실은 건축물 구조 변경을 해야만 병원 개설이 가능하다는 통보를 받았을 때
- '낮 병동'으로 이비인후과에서 병상 2개를 설치했는데, 입원실 관련 기준(흡입기 설치 등)에 맞지 않아 시정 전에는 사용할 수 없다고 할 때

- 개원 전 병원 홍보를 위해서 외부 현수막(진료일자 부착), 버스광고 등을 했는데, 보건소의 병원 구조 보완 요청으로 개원이 무기한 연기될 때
- 개원 전단지 광고를 해서 지역에 돌렸으나 이를 보고 누군가 의료광고 심의를 받지 않은 광고라고 보건소에 신고하여 연락이 왔을 때
- 간호조무사 채용이 확정되어 보건소에 자격증 사본을 제출했으나 갑자기 못 오겠다고 문자로 연락이 왔을 때
- 피부과에서 에스테틱 공간과 진료실 공간 사이에 출입문을 만들었으나 보건소에서 이를 막아야 개설이 가능하다고 지적받을 때
- 의료기관 개설 신고필증을 받았으나, 사정상 상당 기간 진료를 시작하지 못하여, 보건소에서 진료 개시 독촉 전화가 왔을 때[26]

---

26 개설신고일로부터 1개월 이상 진료를 시작하지 못할 경우, 폐업 또는 휴업 사유가 됨. 의료법 제40조 ①의료기관 개설자는 의료업을 폐업하거나 1개월 이상 휴업하려면 보건복지부령으로 정하는 바에 따라 관할 시장·군수·구청장에게 신고하여야 한다. 1개월 미만의 휴업인 경우에는 건강보험심사평가원에 요양기관 현황 변경신고함(국민건강보험법 제43조제2항) 〈유권해석〉 의료기관 개설 운영 중 휴업신고 하지 아니하고 4월 10일부터 6월 9일까지 운영을 중단하고 있다면 개설자로 하여금 폐업신고를 하도록 하거나 이에 응하지 아니할 경우 의료기관 개설신고에 대하여 취소할 수 있을 것으로 보임. (2006. 09. 18. 의료정책팀-3718)

PART 04.

입지 찾기의 첫걸음, 온라인 검색

입지 보는 눈을 기르는 첫 단계

좋은 입지를 찾는 일은 개원을 준비하는 기간 중에 가장 힘든 분야라는 점에서는 이론이 없다. 그러나 실제적으로 어떤 프로세스를 거쳐야 좋은 입지를 찾을 수 있는지에 대해서는 각자 의견이 다른 듯하다. 이에 저자는 가장 먼저 시도해야 할 일로, 온라인으로 입지를 검색할 것을 권장한다. 현장을 일일이 돌아보지 않고도 인터넷 지도 사이트에 접속해서 관심 지역의 입지와 건물, 주변 환경 등을 확인해 보고, 그다음으로 경쟁 병원의 위치 및 진료 정보와 환자들의 리뷰들을 검색해 보면 많은 정보를 얻을 수 있으며, 이러한 과정을 여러 번 반복하다 보면 점차 입지를 보는 안목도 높아지게 된다. 이런 과정은 개원을 결심하기 이전부터 하는 게 좋을 것이다.

온라인으로 입지를 검색할 때 몇 단계의 프로세스가 있다. 일반적으로 '카카오맵'이나 '네이버 지도'를 통해 많이 검색한다. 그러나 각각의 정보 제공 내역과 로드뷰 촬영 일자 등이 상이하기 때문에 두 사이트를 각각 교차 탐색할 것을 권장한다. 이후 좀 더 상세한 정보가 필요하면 심평원의 '병원 찾기' 메뉴에 들어가서 검색하면 현시점에서의 가장 정확한 병원 정보를 파악할 수 있다.

아래 [표 2.1]과 같이 4개 사이트가 내용 구성상 각각의 강약점이 있으므로 알아 두면 좋을 것이다. 물론 처음에는 번거로운 과정들이지만 점차 검색 횟수가 많아지면 시간도 단축되고 재미도 느껴, 이후 다른 자리에 대한 평가에도 능숙해진다. 이러한 온라인 검색 과정은 다음 단계인 현장 방문 여부를 결정하는 기준이 되고, 현지 임장 시에도 사전에 충분히 시뮬레이션을 한 만큼 신속한 입지 판단을 가능하게 한다.

[표 2.1] 사이트별 입지 검색 강약점

구분	강약점
카카오맵 (kakaomap)	• 검색 진료과목별이 8개과분이어서 세분화되지 않음(예: 재활의학과, 정신건강의학과 등은 검색 불가). • 유일하게 병원 개업일이 표기됨. 단, 양도양수에 의한 개원이나 인근 지역에서 이전한 병원은 기존 병원 개원일로 표기됨. • 전문의 수 표기는 전문과목에 의한 표기가 아닌 '전문의'로만 표기된 경우가 있음. • 심평원 '우리 지역 병원 찾기' 자료보다 등재가 늦음.
네이버 지도	• 의원 진료과목별 검색이 16개 과목으로 세분화되어 있으나, 실제 검색 시 진료과목으로 신고한 병의원 전체가 나타나 정확한 경쟁 병원 파악이 곤란한 경우가 있음. • 지도 표기가 '카카오맵'에 비하여 선명하지 아니함. • 사진, 블로그, 리뷰 등 연관 병원 정보가 가장 많음. • 심평원 '우리 지역 병원 찾기' 자료보다 등재가 늦음.
건강보험 심사평가원 (www.hira. or.kr)	• 검색 경로: 우리 지역 좋은 병원 찾기 → 병원·약국 종류별 찾기 • 가장 정확한 병원 정보 자료임. 단, 개원일은 미표시. • '전문의 상세 보기' 클릭으로 전문의 및 일반의 신고현황 파악 • 입원실 병상, 물리치료사 등 기타 인력, 비급여진료비정보 등 검색

국민건강 보험공단 (www.nhis. or.kr)	• 검색 경로: 건강iN → 검진기관/병원찾기 → 해당 지역 또는 병원명 검색 → '암 검진(전체)'을 클릭하면 자료가 나타나지 않음('폐암'은 제외하여야 나타남). • 3대 암, 4대 암, 5대 암 실시 여부를 정확히 파악할 수 있음.

동별, 연령별 인구 조사

 병원 상권 내의 환자 수요를 파악하기 위해서 해당 지역의 인구 현황을 파악할 필요가 있다. 인터넷에 '행정안전부 인구통계(jumin.mois.go.kr)'를 입력하면 '월별 주민등록 인구 및 세대 현황'과 '연령별 인구 현황' 메뉴에서 전국 '전체 읍면동 현황'을 엑셀 파일로 다운로드할 수 있다. 이후 검색할 지역이 있으면 해당 동명 우측에 연령별 분포도와 행정기관별 분포도를 함께 표시하여 해당 지역의 연령별 분포도를 서로 비교할 수 있게 표시해 둔다. 이때 분석 병원 입지가 여러 동을 겹치는 경우도 있고 경계선이 불분명한 경우가 있으나, 인터넷 지도상으로 동 명칭을 입력하면 그 경계선이 나타나므로 진료권 내의 인구 현황을 어느 정도는 가늠할 수 있게 된다.

 해당 지역의 세대당 인구수가 광역 통계 수치에 비하여 적다면 이는 단독 세대가 많은 주거 형태로서 세대 거품현상이 있으므로 입지 결정 시에 감안해야 할 것이다. 진료과별로는 소아청소년과의 경우에는 6세 이하의 영유아 인구가 주요한 지표가 되며, 내과나 정형외과 계열은 40~60세의 중장년층 인구가 중요한 지표가 된다. 이러한 인구 구성 데이터는 향후 임장을 거쳐 최종적으로 입지를 결정할 단계에서 유용한 자료로 활용할 수 있다. 저자가 운영하는 '대한병원컨설팅' 홈페이지(dhbc.co.kr)[27]에 '한눈에 보는 수도권 인구통계' 제목으로 반기별로 인구, 세대, 연령별 분석 등 통계 데이터를 제공하고 있으므로 활용하시면 좋을 것이다. 인구 분석에 의한 입지 평가의 한 실전 예로 본서 '제3장 사례, 실전 편'의 'PART 09. 쇠퇴기 상권에 개원한 대형 정형외과'를 참고하시면 이해에 도움이 될 것 같다.

빅데이터를 활용한 입지 분석은?

빅데이터를 활용해 상권 분석을 할 수 있는 도구는 다양하다. 하지만 이런 데이터에는 오류가 있음을 알아야 한다. 일반적으로 많이 이용하는 '소상공인 상권정보시스템' 예를 들어 보겠다. 이 시스템에서 상권 범위(위치)와 업종을 선택하면, 해당 지역의 상권 데이터가 자동으로 분석된다. 선택하면 업종의 창업지수도 볼 수 있다. 하지만 그럴싸해 보이는 데이터에는 큰 함정이 존재한다. 첫 번째는 상가의 브랜드에 따른 개별성을 구분하지 못하고, 두 번째는 경쟁점에 대한 영향도를 확인할 수 없다. 병원과 같이 목적성이 뚜렷한 업종에는 위 2가지가 입지 선정의 가장 중요한 요소인데 이를 반영하지 못하고 있는 것이다.

---

[27] 대한병원컨설팅 홈페이지(www.dhbc.co.kr) → 인구통계, 개원현황 → '한눈에 보는 수도권 인구통계'에 첨부 엑셀 파일로 읍면동별로 세대수, 세대당 인구, 평균 연령, 총인구수, 10세 구간 연령별 인구수 및 백분율(%)이 표기됨

또한 '생활 동선'에 대한 데이터도 없다. 결국 빅데이터에서 우리가 활용할 수 있는 자료는 인구 현황과 소득 수준을 파악하는 정도인데 이 경우도 병원 상권에서의 인구 분석은 동별, 연령별, 성별, 세대당 인구 등으로 보다 세분화된 자료여야 하고, 진료과에 따라서 여러 개의 행정동이 합치된 최근의 통계가 필요한데 이런 자료는 국내 어느 빅데이터에서도 구현하지 못하고 있다.

'GS리테일'의 편의점 점포개발팀과 '공차'와 '버거킹'에서 점포개발 업무를 담당했던 '창업은 뷰티풀'의 이홍규 대표는 2022년에 발간한 도서 『상권의 비밀』에서 국내 유명 프랜차이즈 브랜드들도 이러한 한계 때문에 자체적인 상권분석시스템 프로그램을 구축한 곳이 없다고 했다. 이는 상권 입지, 면적, 운영 방식, 경쟁 강도 등 매출에 영향을 줄 수 있는 요소가 너무나도 많기 때문에 통계자료 등의 빅데이터를 이용한 매출, 입지 분석은 정확도가 떨어질 수밖에 없다고 단언한다.

이에 각 브랜드의 점포 개발 담당자들도 상권 조사 시 주로 현장에서 직접 데이터를 수집하는 방식을 사용한다고 한다. 현장에서 수집한 데이터를 바탕으로 상권 조사 보고서를 작성한 뒤 내부적으로 검토를 진행하는 방식이다. 보고서의 주요 내용은 배후 세대(세대수, 근무자 수 등), 유동 인구, 주요 시설물, 경쟁사 매출 조사 등의 입지 분석 내용으로, 인터넷에서 얻은 빅데이터가 상권 분석의 참고 자료는 되지만 실질적인 데이터는 현장에서 찾아야 한다고 한다. 세대수와 유동 인구 등 필요 정보를 입력하면 예상 매출이 '뚝딱' 산정되는 마법 같은 도구는 이

세상에 존재하지 않는다고 강조하고 있다.

상권정보시스템을 가장 많이 이용하는 업종이 '보건 의료업 종사자'라는 통계는 보다 계량화된 결괏값을 기대하는 전문 직종 특성상 많이 접속한다는 뜻이지, 입지 결정에 유의미한 결과를 얻었다는 의미는 아닐 것이다. 이 빅데이터들은 병원 상권보다는 음식점, 술집 등 다중 시설에 대하여 초점을 두어 설계되어 있으므로 이러한 부분을 이해하면서 한 번쯤은 병원 입지에 적용하려는 시도는 필요하다고 본다. 결론적으로 지역을 이해하고 어느 상권이 좋은지 비교하고 판단하기 위해서는 현장에서 직접 눈으로 보고 발로 걸어 보는 것이 가장 효과적이다. 자영업의 입지는 '현장에 답이 있다'는 진리를 잊어서는 안 된다.

온라인상 평판 조사의 한계

시간이 지날수록 병원들이 더 늘어남에 따라 환자들은 선택의 폭이 넓어져 어느 병원을 가야 할지 고민하게 된다. 대부분 신환들은 병원에 오기 전에 인터넷으로 어느 병원이 괜찮은지를 검색 한 후에야 병원에 내원하는 경우도 많이 있다. 지금과 같이 병원에 대한 갖가지 정보들을 온라인상에서 쉽게 얻을 수 있는 환경에서 "우리 병원이 어떻게 보이는지?" "경쟁 병원은 어떤지?" 등의 피드백이 매우 중요해졌다.

개원입지를 탐색할 때도 주변 경쟁 병원들에 대한 평판 조사가 필요하다. 온라인으로 가장 손쉽게 할 수 있는 방법으로는 네이버와 카카오, 두 포털 사이트의 리뷰 검색을 통해서이다. 특히 개원의의 61%가 "네이버 영수증 리뷰가 병원 평판에 영향을 준다"라고 응답한 조사 결과가 있을 정도로 리뷰의 영향력은 무시하기 어렵다. 그러나 수많은 리뷰들은 실제 그 병원의 평판을 제대로 반영하는 것일까? 하는 의문이 들어 최근에 서울 강남 소재 병원 전문 마케팅 회사 모 간부에게 자문을 구한 결과 아래와 같이 의외의 답이 돌아왔다.

"수도권 소재 피부미용의원들은 거의 대다수 마케팅 회사에서 리뷰 관리를 합니다!"
"급여과 병원에서도 찾아가지 않은 영수증이나 계정 매입을 통해서 리뷰 관리를 하고 있어요!"
"우리 회사는 지역 맘카페 여러 곳에도 다수의 회원들을 확보해 고객 병원에 대한 게시글과 댓글을 올리고 있어요!"
"치료 결과에 불만을 품거나 응대에 불친절함을 느낀 환자들이 보복성 댓글을 달거나 별점을 테러하는 경우에는 조기에 대응하지 않으면 엄청난 타격을 입게 되기 때문에 리뷰 관리가 필요합니다!"

이처럼 온라인상의 각종 리뷰나 댓글들이 해당 병원의 실제 평판과는 차이가 있으므로 경쟁 병원을 평가할 때에도 온라인상의 정보들을 편집해서 봐야 한다. 인터넷에 떠도는 정보들은 거짓이 많은 특성을 가지고 있기 때문이다.

2019년에 발간된 『왜 그 병원에만 환자가 몰릴까?』의 저자 이재우는 마케팅 회사에 입사하여 입사 후 2년 만에 관리하는 병원 수를 200% 이상 늘려 임원으로 승진했는데, 저자는 이 책에서 "병원 마케팅에서 가장 중요한 포인트는 입소문을 매니지먼트해 가는 것이다" "좀 더 노골적으로 표현하자면 '뒷담화의 관리'가 마케팅의 핵심이 되어 좋은 뒷담화는 확산시켜야 하고, 나쁜 뒷담화는 확산되지 않도록 해야 한다"라고 강조한다. 이제 '리뷰 관리'도 모든 병원에서 수행해야 할 필수 업무가 된 것이다.

PART 05.

계약 관련 주요 이슈들

위반건축물 문제

건축물관리대장을 열람해 보면 첫 장 제목 우측에 '위반건축물'로 표기되는 경우가 가끔 있다. 이는 건축법을 위반하여 허가관청의 시정명령을 받고 이행하지 아니한 건축물에 대하여 대장에 등재된 것인데, 이 '위반건축물'은 의료법에 의한 '의료기관개설신고서'가 수리되지 않는 행정상 제재가 있다.

물론 건물주가 과태료를 물고 원상회복을 한 사진을 제출하면 바로 복구할 수 있으나, 쉽게 원상회복을 할 수 없는 상황도 있고 아예 불가능한 경우도 있다. 일반적으로 병의원 개설의 경우에는 모든 시설을 갖추고 근무 인력을 채용한 후에야 관할 보건소에 서류를 제출하기 때문에 최악의 경우에는 개설이 불가능해질 수 있다. 따라서 개원 예정지 건물 검토 초기 단계부터 인터넷 '정부24(www.gov.kr)'로 건축물관리대장을 열람해서 이의 위반 여부와 건물 용도를 확인해야 한다.

저자는 오래전에 서울의 한 지역 건물 2층에 '가정의학과'를 컨설팅 하였는데, 당시 원장님은 병원 인테리어를 마치고 의료 장비와 비품,

집기들을 다 갖추어 간호 직원 2명을 채용한 후 개원 예정일에 임박하여 관할 보건소에 개설신고 서류를 제출했었다. 이후 담당 직원이 '위반건축물'임을 발견하고 이의 해소를 요구하여 그 원인을 알아보니, 당시 1층에 영업 중인 마을금고가 주차 공간을 침범하여 영업장으로 사용하고 있어 시정을 할 수 없는 상황이어서 결국은 개설하지 못한 뼈아픈 사례가 있었다. "금융기관이 입점한 건물인데 설마 불법 건물이겠어?"라는 생각을 했던 것이다. 그 후 원장님은 원상 복구 후 건물주에게 보증금 반환소송을 제기하였고 저자가 증인으로 법정에 나간 일도 있어 이 일은 평생 잊히지 않는다. 그 후의 이야기는 본서 '제3장 사례, 실전 편'의 'PART 08. 인상 깊은 컨설팅 사례들'에서 '절망 속에서 재기한 청년 의사'로 이어진다.

건물 용도 문제

건축법시행령에는 1차 병원인 의원의 건물 용도를 '제1종 근린생활시설(의원)'로 분류하고 있다. 만약 다른 용도일 경우에는 용도변경을 해야 하는데, 현행 '장애인등편의법'에는 '의원·치과의원·한의원·조산소(산후조리원을 포함한다)로서 동일한 건축물 안에 당해 용도로 쓰이는 바닥면적의 합계가 500㎡ 이상인 시설'은 장애인 이동시설, 장애인 화장실 등 장애인 편의시설을 갖추도록 규정하고 있다. 이외 다른 사유로도 용도변경에 대한 제한이 있을 수 있으므로 이에 대한 사전 확인과 대책이 필요하다. 건물 용도가 건축물대장에 '제1종 근린생활시설

(의원)'로 표기되지 않으면 위의 '위반건축물' 사례와 같이 병원을 개설할 수 없게 되기 때문이다.

용도변경은 원칙적으로 '전기승압'의 경우와 같이 사용자의 필요에 의한 것인 만큼, 임차인이 주관(부담)하는 것이 옳다고 보지만, 병원 유치를 희망하는 임대인이 용도변경을 해 주는 경우도 많이 있다. 물론 신도시에 들어서는 신축 메디컬 건물들은 용도 문제를 깔끔하게 처리해 주어 걱정할 필요가 없으나, 구도심의 구축 건물에는 용도변경 문제로 예상외의 자금이 투입되거나 개원이 지연되는 등 어려움을 겪은 경우가 심심찮게 발생한다.

저자는 비교적 최근에 서울 소재 연면적 3,000평 이상인 대형 건물에 '이비인후과'를 유치한 후 용도변경 건을 진행하면서, 구청에 인접한 건축사 사무소가 해당 구청과 긴밀한 협력 관계가 형성되는 경향이 있음을 알고, 구청 바로 앞에 있는 모 건축사에게 이 건을 의뢰한 바 있었다. 원칙적으로는 의원 개설 해당 층에 장애인 화장실을 설치해야 했으나 건축사께서 건물 내 수십 개의 모든 호실 용도를 일일이 확인한 결과, 건축물대장에는 '제1종 근린생활시설(치과의원)'으로 표기되어 있으나 현재 다른 업종이 입점해 있는 점포를 발견하고 구청 허가부서와 협의하여 추가 공사 없이 용도변경을 잘 마무리했었고, 160만 원 정도의 용도변경 비용은 임대인, 임차인 각 반반 부담으로 중재한 바 있었다.

동일 진료과 금지 이슈

 과거 인천 지역의 1인 건물주인 소규모 4층짜리 건물에서, 2층에 60대 내과 전문의 원장이 개원하면서 '건물 내 내과, 소아과, 이비인후과 개설 금지' 조건을 건물주에 요청하여, 건물주가 이에 동의하면서 임대차계약서에 특약으로 넣은 후 개설한 적이 있었다. 이후 1년여 경과한 시점에 4층에 30대 후반의 일반외과 전문의 원장이 주로 외과 계열 환자와 물리치료를 중점으로 본다면서 건물주와 계약한 후, 외부 간판에 ○○외과의원으로 병원 간판을 달고, 바로 옆에 별도의 큰 간판으로 '진료과목: 외과, 정형외과, 물리치료, 내과, 소아과'를 표방하였고 병원 출입문 앞에도 내·소아과 분야 진료내용들을 표시했는데, 이후 외과 의원에 진료를 받은 환자 상당수가 내과계 환자였던 것이 문제가 되었다.

 이에 2층 내과 원장은 4층 개원 이후로 환자가 많이 줄어들어 건물주와 4층 원장에게 '내과, 소아과' 진료과목 삭제를 요구하였으나 받아들여지지 않아 이 건 계약위반으로 법원에 소송을 하였는데 그 결과는 원고 패소였다. 당시 판결은 "일반인인 임대인이 병원 진료과에 대한 전문성이 부족한 상태에서 4층 임차인인 외과 전문의가 주로 외과 계열 환자를 본다고 해서 계약한 것이기 때문에, 이를 특약으로 금지한 2층 내과의 '내과, 소아과 진료과목 표시'가 본 특약 사항을 위반했다고 볼 수 없다"라는 취지의 판결이었던 것이다.

이와 같이 건물에 선점한 원장이 본인의 진료과목을 보호하기 위해서 임대인에게 동일 진료과 입점 금지 조항을 요구하기도 하는데, 이때는 좀 더 구체적이고 명확하게 계약서에 명시하는 것이 좋다. 특히 최근에는 '도수치료'에 대한 분쟁이 발생하는 경우가 종종 있는데 이 경우에도 "도수치료는 독점으로 한다"라는 등의 구체적 문구를 특약으로 넣을 필요가 있다고 본다. 그리고 상가 주인이 제각각 다른 집합건물의 경우에는 '건물상가규약'상 독점이 가능한지를 알아본 후에 진행해야 한다.

양도·양수 계약 시의 검토 사항들

병원 양수 진행 시에는 양도한 원장(이하 '양도 원장')과 권리계약을 체결하기 전에 양도 원장이 건물주에게 양도 사실을 전한 후, 새로 계약할 임대 조건을 전달받아 양수한 원장(이하 '양수 원장')이 이를 수용할 것인지를 결정한 후에 당사자 간 권리계약을 해야 부작용이 없다. 양도·양수에 의한 개설은 절차와 시간이 대폭 단축되는 장점이 있는 반면, 당사자 간 조율 과정에서 검토해야 할 사항들이 많이 있으므로 아래와 같이 세부적 사항들을 꼼꼼히 체크하여 개원에 차질이 없도록 해야 할 것이다.

- 양도 원장이 건물주와 협의를 하여 양수 원장과의 보증금, 월세 등 임대 조건을 확정한 이후, 당사자 간 양도·양수 권리계약을 체결한다.
- 건물 리모델링이나 재건축 계획이 있는지, 주변 재개발 계획이 있는지 확인한다.

- 양도 사유가 소명되지 않으면, 양도·양수 계약서에 가까운 거리 내에 재개원하지 않는다는 문구를 명시한다.
- 양도·양수일에 정확하게 승계될 수 있도록 사전 보건소에 제출할 관련 서류를 작성해 둔다.
- 양도·양수 대금은 인테리어, 비품, 의료 장비 등 장부가액의 유형자산금액과 초과분에 대한 권리금으로 나누는데, 초과분이 있을 경우 양수인은 지불할 권리금 중 8.8%를 원천징수하는 것이 원칙이다.
- 의료기기 중 보험급여장비는 계약서에 품목별 사양과 금액을 명시하여야 하며, 관련 자료를 심평원에 제출해야 할 수도 있다.
- 포괄양도·양수[28]로 할 것인지 일반양도·양수로 할 것인지 정한다. 포괄양도·양수는 부가가치세를 부담하지 않아도 되며, 세금계산서(계산서)도 발행하지 않아도 되는 이점이 있다.
- 직원 고용승계 시, 신규 채용으로 하여 근로계약서를 작성하는 것이 좋다[29].
- 동일한 병원 명칭을 사용할 경우에는 양도 원장의 영업상 발생한 채무가 양수 원장에게 이전될 수도 있다.
- 양도·양수 계약 후, 관할 보건소에 '의료기관 개설 신고사항 변경신고서'(개설자 변경)에 의해 개원할 경우, 정보 주체의 동일성이 인정되기 때문에 환자의 사전 동의 없이 개인정보 이전이 가능하지만, 이 경우 양도 원장은 법에서 정한 내용을 환자에게 서면, 문자 전송 등으로 사전 통지해야 하며, 양수 원장은 개인정보를 이전받은 사실을 환자에게 통지해야 한다.

---

28 포괄양도·양수는 사업자는 그대로 유지하고 경영 주체만 바뀌는 형태의 거래를 말한다. 즉, 양도자가 본인이 운영하던 사업 전체에 대해 동일성을 유지하면서 양수인에게 모든 권리와 의무를 이전하는 거래 방법이다.

29 이 경우 직원 승계 전 근무기간에 대한 퇴직금 지급의무가 없으며, 퇴직금은 1년 이상 계속 근로한 직원이 퇴직하는 경우에 지급한다.

- 양도 원장이 병원을 폐업하고, 양수 원장이 신규 개설의 형식으로 개원할 경우, 환자의 '개인정보' 이전은, 양도 원장이 사전 병원 홈페이지[30] 등을 통해 폐업으로 인해 양수 원장에게 '개인정보' 이전사항을 알리고 이에 동의하지 않을 경우 답장을 달라고 환자들에게 안내한다. 이후 일정의 유예기간 후 회신이 온 환자들의 '개인정보'는 삭제하고 별도의 회신이 없는 환자들은 정보 제공에 동의했다는 판단하에 '개인정보'를 넘겨주는 것이 가능하다.
- 카드단말기는 승인에 소요되는 기간이 5~7일 정도 걸리므로 사전에 사업자등록을 하여 승인을 받아 놓아 개원에 차질이 없도록 한다.

임대료와 렌트 프리 문제

개원의들이 건물 계약을 할 때 가장 신경 쓰는 부분이 임대료다. 많은 보증금과 비싼 월세는 경영 압박 요인이 되기 때문에 염두에 두는 범위 내의 가격으로 계약이 될 수 있도록 사전 협상력을 발휘할 필요가 있다. 이를 위해서는 인근 병원 입점 건물의 임대 가격 등을 파악할 필요가 있으며, 이때 관리비 수준도 함께 알아야 한다. 의외로 높은 관리비[31]가 부담되는 경우가 많이 있다. 그리고 대부분 건물주들은 타 업종보다 병원 입점을 선호하고 있으나 일부는 소통 없이 임대인 측 주장만을 하는 등 인간적으로 호감이 가지 않는 건물주가 있어, 이 경우에는 인연을 맺지 않는 것이 좋을 것이다.

---

30 홈페이지를 운영하지 아니하는 의료기관은 병원 내 보기 쉬운 장소에 30일 이상 게시하여야 한다.
31 관리비는 고정비와 변동비가 있는데, 특히 주차비, 전기료 등 변동비를 철저히 체크해야 한다.

병의원은 세무상 '면세사업자'이다. 이는 '부가가치세'만 면세일 뿐 종합소득세 등 다른 세금들은 똑같이 납부해야 한다. 다만, 미용성형 목적 병원의 경우는 부가가치세 납부 대상이 되는 '과세사업자'이거나 면세사업을 동시에 하는 '겸업사업자'가 된다. 비용 측면에서는 '면세사업자'도 거래 대상이 과세상품(또는 용역)일 경우 공급가액의 10%인 부가세를 포함한 금액으로 결제해야 한다. 그러나 '면세사업자' 병원은 부가가치세를 환급받지 못하므로 '임대료' 등 비용인식은 항상 부가세를 포함한 금액[32]으로 해야 한다.

건물 계약 이후 가장 많은 기간이 필요한 분야가 병원 인테리어 공사인데 짧게는 40여 일, 길게는 2개월이 소요된다. 이에 임차인인 원장 입장에서는 이 기간을 모두 보장받기를 원하며, 동시에 개원 이후에도 일정 기간 '렌트 프리'[33]를 요구하기도 한다. 그러나 지역 여건이나 건물주의 성향에 따라 인정하는 기간이 다르기 때문에 사전에 건물주 측과 충분한 조율과 협상이 필요하다.

지원금 이슈

신도시의 신축건물들 외벽에 "병의원 분양·임대 특별 지원" 등의 현수막이 걸려 있는 경우를 많이 본다. 이는 건물주 또는 시행사가 해당

---

32 임대차계약서 등에 '부가세 별도'의 표시가 없어도 부가세를 별도로 계상해야 한다.
33 계약 실무에서 '렌트 프리'는 보증금 잔금일로부터 월세 기산일(월세 개시 첫날)까지의 기간을 말하며, '관리비'는 일반적으로 인테리어 공사 시작일부터 부담한다.(점포 점유로 인하여 전기료 등 관리비가 발생하기 때문임)

호실의 분양·임대에 성공하는 성과 외에도 병원이 입점한 건물은 다른 업종 입점 의향자들에게도 신뢰를 주게 되므로 지원을 하는 것이다. 특히, 내과, 이비인후과 등 보험 진료과는 약국 분양과도 연관되기 때문에 일정액의 병원 인테리어 지원금과 렌트 프리를 제시하는 경우가 많이 있다. 물론 이 경우 정상적으로 병원을 개원해서 계약 기간을 채우면 아무런 문제가 없을 것이다.

그동안 내과, 소아청소년과 등 약 처방전을 많이 발행하는 진료과 병원이 입점할 때에는 동일 건물에 입점하는 약국 약사로부터 지원금을 받는 관행이 있었다. 그러나 올해(2024년)부터는 이 지원금 관행이 법으로 금지된다. 지난 2023년 말에 의료법 및 약사법 개정 법률이 국회 본회의에서 통과되었기 때문이다. 이 법률에는 약국 개설자(개설하려는 자 포함)가 의료기관 개설자(개설하려는 자 포함)에게 부당한 경제적 이익 등을 제공하는 행위를 금지하고 있다. 이를 알선·중개·광고하는 행위도 금지된다. 만약 이를 위반할 시에는 3년 이하의 징역 또는 3천만 원 이하 벌금에 처해지게 되므로 각별한 주의가 요망된다.

층 약국 개설 문제

내과, 소아청소년과, 이비인후과 등 일명 '감기과'는 진료 시 약 처방전을 많이 발행한다. 이때 약국이 해당 병원이 소재한 건물 내 또는 근거리에 없을 경우에는 많은 불편함을 느껴 다음부터는 이 병원에 내원하지 않을 가능성도 있다. 이와 같이 약 처방전을 발행한 병원들은 약국과의 거리가 환자의 진료 편의적 관점에서 중요하게 여긴다. 이에 많은 약사님들이 '층 약국'(1층이 아닌 다른 '층' 소재 약국) 개설을 선호하는데, 이는 병원에서 발행한 약 처방전이 다른 곳으로 빠지지 않고 대다수를 흡수하여 안정된 조제 수익을 확보할 수 있으며, 약국 영업 시간도 병원 진료 시간에 맞추어 단축 영업할 수 있는 장점이 있기 때문이다.

그러나 층 약국 개설은 일정한 조건이 있다. 즉, 약국 점포는 건물의 용도나 관리, 소유관계, 출입이나 통행 등으로 공간적, 기능적 관계에서 병원과 독립된 장소에 위치하여야 한다는 점이다(약사법 제20조). 이 조건을 갖추기 위해서는 같은 층에 병원과 약국 외에 카페 등 불특정 다수가 이용하는 '다중 이용 시설'이 있어야 하는데 신규 개설 시 인근 경쟁 약국 등 이해관계자의 민원이 많아, 보건소별로 약국 개설 기준(예: 타 업종 사업자 2개 조건)이 차이가 있으므로 사전 확인이 필요하다. 병원과 약국이 동시에 오픈할 때, 직접 관련이 없는 것으로 알고 있다가 개원에 임박해서 약국 개설이 안 되어 부랴부랴 병원 개원을 연기하는 사례도 가끔 있으므로 주의를 요한다.

PART 06.
상가임대차법의 이해와 출구전략

임차인 보호 장치들

상가건물 임대차보호법(이하 '상가임대차법')은 상가건물 임대차에 관하여 「민법」에 대한 특례를 규정하여 국민경제 생활의 안정을 보장하기 위해서 제정된 것으로서 사업자등록의 대상이 되는 건물을 말하는데, 기본적으로 정부에서 정하는 보증금액의 범위 내에서 적용이 된다. 이 보증금액은 아래 [표 2.2]와 같이 지역별로 차등을 두어 정해진다(시행령 제2조).

[표 2.2] 지역별 보증금액과 환산보증금

지역	보증금액	환산보증금, 월세(예시)	
		보증금	월세
1. 서울특별시	9억 원	1억 원	800만 원
2. 「수도권정비계획법」에 따른 과밀억제권역 및 부산광역시	6억 9천만 원		590만 원
3. 광역시(단 1, 2 지역 제외), 세종시, 파주시, 화성시, 안산시, 용인시, 김포시, 광주시	5억 4천만 원		440만 원
4. 그 밖의 지역	3억 7천만 원		270만 원

월세 환산 금액 = (보증금액 − 보증금) × 1/100

수도권 병원들 중 계약 보증금이나 월세 규모로 보아 대략 절반 이상이 보장 범위 내에 있을 것으로 보이는데, 법적으로 임대차는 그 등기가 없는 경우에도 임차인이 건물의 인도, 사업자등록을 신청하면 그다음 날부터 제3자에 대하여 효력이 생기게 된다[34](법 제3조). 실질적으로 임차인인 원장이 보장받을 수 있는 중요 내용은 아래와 같다.

첫째, 임차인은 최초의 임대차 일로부터 10년간 '계약갱신요구권'을 행사할 수 있다(법 제10조). 이 경우 임차인은 임대차 기간이 만료되기 6개월 전부터 1개월 사이에 임대인에게 계약갱신을 요구할 수 있고, 임대인은 정당한 사유가 없는 한 이를 거절할 수 없도록 하고 있다. 다만 임차인이 3기(매월 월세를 지급한다면 '세 달')분의 월세를 연체하는 등 법에서 정한 사유의 경우에는 임대인이 거절할 수 있도록 하고 있다. 그리고 임차인이 계약갱신을 요구하지 않고 임대인도 위의 기간 내에 갱신 거절의 통지 또는 조건 변경의 통지를 임차인에게 하지 않는 경우에는 그 기간이 만료된 때에 전 임대차와 동일한 조건으로 다시 임대차한 것으로 보며, 임대차의 존속기간은 1년으로 본다(법 제10조④). 이 경우 임차인인 원장은 언제든지 임대인에게 계약해지의 통고를 할 수 있고, 임대인이 통고를 받은 날부터 3개월이 지나면 효력이 발생한다(법 제10조⑤).

---

34 상가임대차법 제3조의 '대항력'은 상가를 임차한 후 상가 주인이 바뀌더라도 새로운 소유자는 임대인의 지위를 승계하기 때문에 기존의 임차인이 계약 기간 동안 그 상가에서 영업을 지속할 수 있는 권리를 말한다. 이러한 대항력은 건물을 인도받고 세무서에서 사업자등록을 하면 신청한 다음 날부터 발생하게 된다. 그러나 임차인이 건물 인도와 확정일자를 받기 전에 이미 상가건물에 저당권, 가등기, 가처분등기가 설정되어 있는 경우에는 이들의 권리가 자신의 우선변제권보다 우선하기 때문에 최악의 경우, 임차보증금을 받지 못할 수도 있다.

둘째, 재계약 시 임대인의 차임(월세) 또는 보증금의 증액 청구는 기존 월세, 보증금의 5%를 초과하지 못하도록 규정하고 있다[35](시행령 제4조). 가끔 병원이 잘되었을 때 임대인이 월세를 대폭 인상하는 무리한 요구를 하는 경우가 있는데 이젠 법으로 못 하도록 강제하고 있는 것이다.

이 외에도 권리금 인정 및 보호, 보증금 중 일정액의 보호, 차임증감 청구권 등의 임차인 보호 규정들이 있으므로 과거와 같이 일방적으로 임대인으로부터 불리한 계약이나 해지를 요구받는 일이 없도록 법에서 임차인을 강하게 보호하고 있다.

그럼 여기서 한 가지 의문점이 생긴다. 위에서 정한 보증금액을 초과한 계약의 경우에는 어떻게 되는 것일까? 임대인은 계약 기간이 종료되면 임대료를 제한 없이 인상할 수 있는 것일까? 등의 의문점이다. 결론부터 말하면 그렇지 않다. 현행 '상가임대차법'은 정부에서 정하는 보증금액을 초과한 임대차의 경우에도 임차인의 10년간 계약갱신 요구권을 동일하게 적용하고 있으며(법 제2조3항), 계약갱신 시의 월세, 보증금의 증감에 대해서도 "당사자는 상가건물에 관한 조세, 공과금, 주변 상가건물의 차임 및 보증금, 그 밖의 부담이나 경제사정의 변동 등을 고려하여 차임과 보증금의 증감을 청구할 수 있다"(법 제10조의2)라는 특례를 두고 있다.

---

[35] 상가임대차법이 적용되는 건물의 경우 2018년 이전에는 상가임대료를 연 9%까지 올릴 수 있었지만 2018년 법이 개정되면서 1년에 5% 이상은 올릴 수 없게 되었다. 임대차 계약 기간을 2년 단위로 했을 경우 2년마다 5% 인상이 상한선이 된다.

그러나 이 조항은 이행을 강제하고 있지는 않아 불안하다면, 계약서 특약으로 "계약갱신 시의 월세 조정은 상가임대차법[36]에서 정한 '차임증액청구 기준'에 따른다" 또는 "재계약 시의 월세 조정은 5%의 금액을 초과하지 않는다"로 명시해 두면 좀 더 안전하게 된다. 기타 위와 같은 여러 가지 임차인 보호 장치에도 불구하고, 임차건물의 철거 또는 재건축 등 법에서 정한 요건을 갖춘 경우에는 보호를 받지 못하게 된다(법 제10조1항7).

이러한 특수성들에 대하여 공인중개사사무소에서 계약을 진행할 때에도 그냥 넘어가는 경우가 비일비재하기 때문에 '내 재산은 내가 지킨다'는 자세로 관련 내용의 숙지와 적절한 대응이 절대 필요하다.

장기 계약, 득보다 실이 많다

재활의학과 전문의 K 원장은 수년 전에 유동 인구가 많은 서울시 중심 지역에 개원지를 정하고 이곳에서 오랫동안 병원을 운영하려는 의도에 계약 기간을 5년으로 정하여 개원을 했다. 그러나 개원 이후 6개월까지도 내원 환자가 별로 없어, 슬슬 걱정되기 시작하면서 이후 5~6개월이 더 경과하여도 일일 진료 환자가 별로 증가하지 않았다. 비로소 K 원장은 장소 선정이 잘못되었음을 알고 고민하던 차에 의국 동기가 재활병원을 개원하게 되어 동업하기를 요청해서, 여기서는 더 비

---
[36] 시행령 제4조

전이 없을 것 같아 참여를 결심하고 이 병원 개원일로부터 1년이 조금 지나 병원 문을 닫게 되었다.

이후 건물주에게 원상 복구를 하겠으니 보증금을 돌려 달라고 했으나 후임 병원을 구하면 돌려주겠다고 하면서(타 업종 임대는 안 된다고 함), 처음 계약할 때와는 달리 냉랭하게 대했다. K 원장은 부득이 병원을 양도하고자 물건을 의사 광고 사이트에 올렸고, 성사가 될 때까지 공실로 두고 임대료와 관리비를 꼬박꼬박 송금하곤 했다. 이후 2년여 기간이 지난 이후에도 병원을 양수할 희망자가 나타나지 않았고, 마침내 건물주도 미안했던지 계약 4년 차에 다른 업종으로 승계를 하고 겨우 빠져나올 수 있게 되었다.

돌이켜 보면, 계약 시에 계약 기간을 2년으로 했으면 어땠을까? 어쨌든 10년간은 법으로 임차보장이 될 것이고, 월세도 2년 단위로 5% 인상 상한선이 일반적인데, 계약 당시 주변에서 장기 계약이 유리하다고 해서 별생각 없이 5년 계약을 한 것이 '독'이 된 것이다. 물론 잘될 것을 기대하고 시작했지만 안될 경우를 가정한 출구전략을 사전에 모색했더라면 지금과 같은 금전적, 정신적 손실은 훨씬 줄어들었을 것이라는 안타까움이 있다.

「수련의부터 준비하는 slow 개원전략 가이드북」

2023년에 2판을 발행한 『수련의부터 준비하는 slow 개원전략 가이드북』의 저자 강동경희대병원 심장혈관내과 박창범 교수는 법학과 경제학을 공부한 독특한 이력을 가지신 분이다. 이 책의 전반부는 개업에 필요한 경영학적 및 심리학적 지식에 대하여, 후반부는 개업과 관련한 여러 법률관계 지식과 건강보험진료비 청구, 개원을 준비하는 의사의 자세 등에 대해 이야기하고 있다. 특히, 법률관계지식 파트 중 '상가임대차보호법' 편에는 많은 의사들이 이 법의 '상' 자도 모른 채 개원을 하는 게 현실이라면서, 상가를 임차하고 특별한 문제가 없는 경우가 대부분이지만 막상 문제가 생기면 해결점을 찾지 못해 당황하는 경우가 많음을 지적하면서 '상가임대차보호법'의 이론과 실례, 연습문제까지 이 책 19쪽에 걸쳐 상세히 기술하고 있다.

상가건물 임대차보호법(약칭: 상가임대차법)
[시행 2022. 1. 4.] [법률 제18675호, 2022. 1. 4., 일부개정]

법 제1조(목적) 이 법은 상가건물 임대차에 관하여 「민법」에 대한 특례를 규정하여 국민경제 생활의 안정을 보장함을 목적으로 한다.

법 제2조(적용범위) ① 이 법은 상가건물(제3조제1항에 따른 사업자등록의 대상이 되는 건물을 말한다)의 임대차(임대차 목적물의 주된 부분을 영업용으로 사용하는 경우를 포함한다)에 대하여 적용한다. 다만, 제14조의2에 따른 상가건물임대차위원회의 심의를 거쳐 대통령령으로 정하는 보증금액을 초과하는 임대차에 대하여는 그러하지 아니하다.
② 제1항 단서에 따른 보증금액을 정할 때에는 해당 지역의 경제 여건 및 임대차 목적물의 규모 등을 고려하여 지역별로 구분하여 규정하되, 보증금 외에 차임이 있는 경우에는 그 차임액에 「은행법」에 따른 은행의 대출금리 등을 고려하여 대통령령으로 정하는 비율을 곱하여 환산한 금액을 포함하여야 한다.

③ 제1항 단서에도 불구하고 제3조(대항력 등), 제10조(계약갱신 요구 등)제1항, 제2항, 제3항 본문, 제10조의2(계약갱신의 특례)부터 제10조의9(계약갱신요구 등에 관한 임시 특례)까지의 규정, 제11조의2(폐업으로 인한 임차인의 해지권) 및 제19조(표준계약서의 작성 등)는 제1항 단서에 따른 보증금액을 초과하는 임대차에 대하여도 적용한다.

시행령 제2조(적용범위) ① 「상가건물 임대차보호법」(이하 "법"이라 한다) 제2조제1항 단서에서 "대통령령으로 정하는 보증금액"이란 다음 각 호의 구분에 의한 금액을 말한다.
1. 서울특별시: 9억원
2. 「수도권정비계획법」에 따른 과밀억제권역(서울특별시는 제외한다) 및 부산광역시: 6억9천만원
3. 광역시(「수도권정비계획법」에 따른 과밀억제권역에 포함된 지역과 군지역, 부산광역시는 제외한다), 세종특별자치시, 파주시, 화성시, 안산시, 용인시, 김포시 및 광주시: 5억4천만원
4. 그 밖의 지역: 3억7천만원

② 법 제2조제2항의 규정에 의하여 보증금외에 차임이 있는 경우의 차임액은 월 단위의 차임액으로 한다.
③ 법 제2조제2항에서 "대통령령으로 정하는 비율"이라 함은 1분의 100을 말한다.

법 제3조(대항력 등) ① 임대차는 그 등기가 없는 경우에도 임차인이 건물의 인도와 「부가가치세법」 제8조, 「소득세법」 제168조 또는 「법인세법」 제111조에 따른 사업자등록을 신청하면 그 다음 날부터 제3자에 대하여 효력이 생긴다.
② 임차건물의 양수인(그 밖에 임대할 권리를 승계한 자를 포함한다)은 임대인의 지위를 승계한 것으로 본다.

법 제4조(확정일자 부여 및 임대차정보의 제공 등) ① 제5조제2항의 확정일자는 상가건물의 소재지 관할 세무서장이 부여한다.

② 관할 세무서장은 해당 상가건물의 소재지, 확정일자 부여일, 차임 및 보증금 등을 기재한 확정일자부를 작성하여야 한다.

③ 상가건물의 임대차에 이해관계가 있는 자는 관할 세무서장에게 해당 상가건물의 확정일자 부여일, 차임 및 보증금 등 정보의 제공을 요청할 수 있다. 이 경우 요청을 받은 관할 세무서장은 정당한 사유 없이 이를 거부할 수 없다.

④ 임대차계약을 체결하려는 자는 임대인의 동의를 받아 관할 세무서장에게 제3항에 따른 정보제공을 요청할 수 있다

시행령 제3조(확정일자부 기재사항 등) ① 상가건물 임대차 계약증서 원본을 소지한 임차인은 법 제4조제1항에 따라 상가건물의 소재지 관할 세무서장에게 확정일자 부여를 신청할 수 있다.

② 확정일자는 제1항에 따라 확정일자 부여의 신청을 받은 세무서장(이하 "관할 세무서장"이라 한다)이 확정일자 번호, 확정일자 부여일 및 관할 세무서장을 상가건물 임대차 계약증서 원본에 표시하고 관인을 찍는 방법으로 부여한다.

③ 관할 세무서장은 임대차계약이 변경되거나 갱신된 경우 임차인의 신청에 따라 새로운 확정일자를 부여한다.

법 제9조(임대차기간 등) ① 기간을 정하지 아니하거나 기간을 1년 미만으로 정한 임대차는 그 기간을 1년으로 본다. 다만, 임차인은 1년 미만으로 정한 기간이 유효함을 주장할 수 있다.

② 임대차가 종료한 경우에도 임차인이 보증금을 돌려받을 때까지는 임대차 관계는 존속하는 것으로 본다.

법 제10조(계약갱신 요구 등) ① 임대인은 임차인이 임대차기간이 만료되기 6개월 전부터 1개월 전까지 사이에 계약갱신을 요구할 경우 정당한 사유 없이 거절하지 못한다. 다만, 다음 각 호의 어느 하나의 경우에는 그러하지 아니하다.

1. 임차인이 3기의 차임액에 해당하는 금액에 이르도록 차임을 연체한 사실이 있는 경우
2. 임차인이 거짓이나 그 밖의 부정한 방법으로 임차한 경우
3. 서로 합의하여 임대인이 임차인에게 상당한 보상을 제공한 경우
4. 임차인이 임대인의 동의 없이 목적 건물의 전부 또는 일부를 전대(轉貸)한 경우
5. 임차인이 임차한 건물의 전부 또는 일부를 고의나 중대한 과실로 파손한 경우
6. 임차한 건물의 전부 또는 일부가 멸실되어 임대차의 목적을 달성하지 못할 경우
7. 임대인이 다음 각 목의 어느 하나에 해당하는 사유로 목적 건물의 전부 또는 대부분을 철거하거나 재건축하기 위하여 목적 건물의 점유를 회복할 필요가 있는 경우
   가. 임대차계약 체결 당시 공사시기 및 소요기간 등을 포함한 철거 또는 재건축 계획을 임차인에게 구체적으로 고지하고 그 계획에 따르는 경우
   나. 건물이 노후·훼손 또는 일부 멸실되는 등 안전사고의 우려가 있는 경우
   다. 다른 법령에 따라 철거 또는 재건축이 이루어지는 경우
8. 그 밖에 임차인이 임차인으로서의 의무를 현저히 위반하거나 임대차를 계속하기 어려운 중대한 사유가 있는 경우

② 임차인의 계약갱신요구권은 최초의 임대차기간을 포함한 전체 임대차기간이 10년을 초과하지 아니하는 범위에서만 행사할 수 있다.

③ 갱신되는 임대차는 전 임대차와 동일한 조건으로 다시 계약된 것으로 본다. 다만, 차임과 보증금은 제11조에 따른 범위에서 증감할 수 있다.

④ 임대인이 제1항의 기간 이내에 임차인에게 갱신 거절의 통지 또는 조건 변경의 통지를 하지 아니한 경우에는 그 기간이 만료된 때에 전 임대차와 동일한 조건으로 다시 임대차한 것으로 본다. 이 경우에 임대차의 존속기간은 1년으로 본다.

⑤ 제4항의 경우 임차인은 언제든지 임대인에게 계약해지의 통고를 할 수 있고, 임대인이 통고를 받은 날부터 3개월이 지나면 효력이 발생한다.

법 제10조의2(계약갱신의 특례) 제2조제1항 단서에 따른 보증금액을 초과하는 임대차의 계약갱신의 경우에는 당사자는 상가건물에 관한 조세, 공과금, 주변 상가건물의 차임 및 보증금, 그 밖의 부담이나 경제사정의 변동 등을 고려하여 차임과 보증금의 증감을 청구할 수 있다.

법 제10조의8(차임연체와 해지) 임차인의 차임연체액이 3기의 차임액에 달하는 때에는 임대인은 계약을 해지할 수 있다.

법 제11조(차임 등의 증감청구권) ① 차임 또는 보증금이 임차건물에 관한 조세, 공과금, 그 밖의 부담의 증감이나 「감염병의 예방 및 관리에 관한 법률」 제2조제2호에 따른 제1급감염병 등에 의한 경제사정의 변동으로 인하여 상당하지 아니하게 된 경우에는 당사자는 장래의 차임 또는 보증금에 대하여 증감을 청구할 수 있다. 그러나 증액의 경우에는 대통령령으로 정하는 기준에 따른 비율을 초과하지 못한다.
② 제1항에 따른 증액 청구는 임대차계약 또는 약정한 차임 등의 증액이 있은 후 1년 이내에는 하지 못한다.
③ 「감염병의 예방 및 관리에 관한 법률」 제2조제2호에 따른 제1급감염병에 의한 경제사정의 변동으로 차임 등이 감액된 후 임대인이 제1항에 따라 증액을 청구하는 경우에는 증액된 차임 등이 감액 전 차임 등의 금액에 달할 때까지는 같은 항 단서를 적용하지 아니한다.

시행령 제4조(차임 등 증액청구의 기준) 법 제11조제1항의 규정에 의한 차임 또는 보증금의 증액 청구는 청구당시의 차임 또는 보증금의 100분의 5의 금액을 초과하지 못한다.

법 제11조의2(폐업으로 인한 임차인의 해지권) ① 임차인은 「감염병의 예방 및 관리에 관한 법률」 제49조제1항제2호에 따른 집합 제한 또는 금지 조치(같은 항 제2호의2에 따라 운영시간을 제한한 조치를 포함한다)를 총 3개월 이상 받음으로써 발생한 경제사정의 중대한 변동으로 폐업한 경우에는 임대차계약을 해지할 수 있다.
② 제1항에 따른 해지는 임대인이 계약해지의 통고를 받은 날부터 3개월이 지나면 효력이 발생한다. [본조신설 2022. 1. 4.]

PART 07.
개설 관련 의료법 이슈

일명 '사무장병원'

　의료기관 개설 자격이 없는 비의료인이 실실석으로 의료기관을 개설하고 운영하는 것을 일명 '사무장병원'이라 한다. 이는 비의료인이 의료인의 면허를 대여받아 의료기관의 시설 및 인력의 충원·관리, 개설신고, 의료업의 시행, 필요한 자금의 조달, 운영성과의 귀속 등을 주도적으로 처리하는 것을 의미한다. 의료법 제33조제2항에서 의료인이 아닌 자의 의료기관 개설을 원칙적으로 금지하고, 이를 위반하는 경우 처벌하는 규정을 두고 있다.

유권해석 등

- 의료인의 자격이 없는 일반인이 필요한 자금을 투자하여 시설을 갖추고 유자격 의료인을 고용하여 그 명의로 의료기관을 개설신고를 하는 경우(대법원 2011.10.27. 선고 2009도2629 판결)
- 의사와 비의료인(사무장)이 자금을 나누어 투자하고 공동 운영하는 경우 (2007.7.10. 의료정책팀-3066 참조)
- 의사와 의사 아닌 자가 각 그 재산을 출자하여 함께 병원을 개설한 후 그것을 운영하여 얻은 수입을 동등한 비율로 배분하기로 하는 내용의 약정은 강행법규인 의료법 제33조제2항 위반으로 무효임(대법원 2003.9.23. 선고 2003두1493 판결)

- 의료인이 사무장병원의 개설 행위에 공모하여 가담하면 「형법」 제30조의 공동정범에 해당하며, 5년 이하의 징역 또는 5천만원 이하 벌금 부과(제87조의2)
- 사무장에게 고용된 '의료인'에게는 '500만원 이하의 벌금'과 '자격정지 3개월'의 행정처분을 부과하며(제90조, 제66조제1항제2호 및 「의료관계 행정처분 규칙」2.-가.-36)
- ※ 사무장병원 개설자의 요양급여비용 수수행위는 형법상 사기죄에 해당(대법원 2014.9.25. 선고 2014도7217 판결)
- 의료인이 사무장병원에 고용 당시에는 사무장병원인 사실을 몰랐다가 이후 그 사실을 알고 즉시 의료행위를 중단하거나 폐업신고를 했다면 해당 의료인에 대하여 형벌을 부과할 수 없으나, 그 사실을 알고도 계속 의료행위를 하였다면 그때로부터 이 규정을 위반한 것이 되어 해당 의료인에 대하여 형벌을 부과할 수 있음(전부지법 2005.4.7. 선고 2004고단1622판결)
- 의료인이 의료기관 개설자가 될 수 없는 자에게 고용되어 의료행위를 한 경우 자격정지 3개월의 행정처분을 받을 수 있음에도 불구하고, 해당 의료인이 자진하여 그 사실을 신고한 경우에는 그 처분을 감경하거나 면제할 수 있음(법 제66조제5항)
- 국민건강보험법 제57조에 따라 '사무장병원'에 대해서는 건강보험공단으로 하여금 위법 운영기간의 요양급여비용(건강보험) 전체를 허위 부당청구금액으로 비의료인(사무장)과 의료인(개설자)가 연대하여 환수조치토록 함.

출처: "2022년 의료기관 개설 및 의료법인 설립 운영편람" 발췌

1인 1개소 원칙

의료인은 어떠한 명목으로도 둘 이상의 의료기관을 개설·운영할 수 없다(의료법 제33조제8항). 이를 '1인 1개소 원칙'이라 부른다. 이는 의료

인이 복수의 의료기관을 운영할 경우 과잉 진료, 무리한 환자 유치 등으로 인한 지나친 영리 추구 행위를 할 수 있으므로 이를 방지하여 국민건강을 지키기 위한 취지이다.

유권해석 등

- 의사가 개설할 수 있는 의료기관의 수를 1개소로 제한하고 있는 법의 취지는 의사가 의료행위를 직접 수행할 수 있는 장소적 범위 내에서만 의료기관의 개설을 허용함으로써 의사 아닌 자에 의하여 의료기관이 관리되는 것을 그 개설단계에서 미리 방지하기 위한 데에 있음.
- 의료인의 타 의료기관에 대한 지분투자는 가능한가?
- 투자는 직·간접적으로 소유를 전제로 함에 지분투자는 운영에 영향을 미치고 실질적으로 1인 의료인 복수의료기관 개설·운영 금지 원칙을 침해할 가능성이 큼.
- 의료기관을 개설·운영하고 있는 의료인이 의료법인의 이사가 되는 것은 이사인 의료인이 해당 의료법인이 개설한 의료기관을 실질적으로 개설·운영하는 것으로 볼 수 없는 특별한 사정이 있는 경우를 제외하고는 의료법 제33조제8항에 위반됨.
- 복수 의료기관 개설·운영 시 처벌사항은?
- 대표원장과 지점원장은 공동정범으로 처벌
- '1인 1개소 원칙' 위반 시 불이익
① 5년 이하의 징역이나 5천만원 이하의 벌금(의료법 제87조의제2항제2호)
② 자격정지 3개월(의료관계 행정처분규칙)
- 휴업 중인 의료기관의 개설자(의료인)가 다른 의료기관을 개설·운영하거나 봉직의로 근무 가능한가?
- "어떠한 명목"으로도 복수의료기관 개설·운영을 금지한 법 개정취지와 개설 의료기관에 대해 전념토록 한 의무를 고려할 때, 의료법 제33조제8항을 위반하는 것임.

출처: "2022년 의료기관 개설 및 의료법인 설립 운영편람" 발췌

업무정지 중의 병원을 양수할 경우

국민건강보험법 제98조에는 "속임수나 그 밖의 부당한 방법으로 보험자·가입자 및 피부양자에게 요양급여비용을 부담하게 한 경우나 주무관청의 보험급여에 관한 명령에 위반하거나 거짓 보고를 하거나 거짓 서류를 제출하는 등의 경우에는 1년의 범위에서 기간을 정하여 업무정지를 명할 수 있다"라고 규정하고 있다. 그리고 그 업무정지 처분의 효과는 "그 처분이 확정된 요양기관을 양수한 자에 승계되고, 업무정지 처분의 절차가 진행 중인 때에는 양수인에 대하여 그 절차를 계속 진행[37]할 수 있으나. 양수인이 그 처분 또는 위반사실을 알지 못하였음을 증명하는 경우에는 그러하지 아니하다"라고 규정하고 있다.

실제로 개원가에는 이러한 사유로 양수 후에 영업정지를 당하는 경우가 가끔 있어 주의를 요한다. 법에는 '위반사실을 알지 못함을 증명하는 경우 면책'이라는 단서를 두고 있지만 이를 규명하기에는 상당한 어려움이 있다. 주무관청에서는 객관적이고 명확한 증거가 없는 한 알고 있다고 보기 때문이다. 양수인은 이러한 사항이 의심스러울 경우 관할 보건소에 행정처분이 있는지를 문의해서 확인을 받거나, 양도·양수 계약서에 '행정처분 없음'을 명기해 두어 만일의 사태에 대비해야 한다.

---

[37] 양도, 양수 시점에 이미 양도인에게 행정처분 관련 절차가 있다는 걸 알고 양수받았다면, 그에 따른 행정처분에 대해서는 양수인이 책임을 져야 한다. 이 경우 양수인은 억울하더라도 우선 과징금을 내거나 행정처분을 받아야 하며, 추후 양도인에게 구상권을 청구하는 수밖에 없다.

PART 08.
의료수가의 이해와 적용

의료수가 개념[38]

의료수가(醫療酬價)는 환자가 의료기관에 내는 본인부담금과 건강보험공단에서 의료기관에 지급하는 급여비의 합계를 의미한다. 즉 의료수가란 요양급여비용으로 의료행위에 대한 대가로 지불하는 비용으로서 건강보험공단과 환자가 의사나 약사 등의 의료서비스 제공자에게 의료행위에 대해 제공하는 비용을 말한다. 일반적으로 치료원가와 의사·간호사 등 보건의료인의 인건비와 전기료 등 의료기관 운영에 따른 부대비용을 합친 금액을 기준으로 결정된다.

<u>의료수가 = 상대가치점수 × 환산지수(점수당 단가)</u>

의료수가 결정과 인상은 환자에게 제공되는 서비스의 정도, 서비스 제공자의 소득, 물가상승률과 같은 경제지표 등을 토대로 건강보험정책심의위원회에서 진행한다. 이처럼 수가 인상은 '건정심'에서 심의해 최종 결정되지만, 수가인상률은 각 가입자단체와 건강보험공단이 협상을 통해 결정된다. 의료수가는 병원 경영에 지대한 영향을 미치는

---
38 김희창, 『NCS 기반 원무관리』, 보문각

반면, 사용자들에게는 건강보험료 인상으로 연결되고, 건강보험공단은 건강보험재정부담으로 연결되는 만큼 각 단체 간 치열한 협상이 진행되며 이 때문에 매년 수가 결정 과정은 순탄치 않다.

의료수가를 적용하는 방법은 크게 건강보험수가와 산업재해보상보험수가, 자동차보험수가 및 일반수가로 분류할 수 있다. 이들 수가는 기본적으로 보건복지부장관이 고시하는 건강보험수가에 근간을 두고 행위료 가산율 및 대상을 조정하여 적용하는 형태를 취하고 있다. 의료수가의 종류 및 고시기관은 다음과 같다.

수가 종류	고시기관	비고
건강보험수가	보건복지부	행위별 수가, 포괄 수가
의료급여수가	보건복지부	
산재보험수가	고용노동부	
자동차보험수가	국토교통부	
일반수가	병원(홈페이지 등 게시)	비급여수가

5년간 수가 인상률

2024년도 '의원'의 건강보험수가는 전년도에 비해 1.6% 인상되었다. 2023년도 소비자 물가 인상률 3.8%의 절반에도 미치지 못하는 미미한 수준이다. 5년간으로 기간을 확장해 보아도 기간 중 총 12.2% 인상되어 연평균 2.2% 인상에 그쳤다.

구분	2019년	2020년	2021년	2022년	2023년	2024년
점수당 단가(원)	83.4	85.8	87.6	90.2	92.1	93.6
인상율(%)		2.9	2.1	3.0	2.1	1.6

출처: 『병원운영법규와 실무』(개정1판~4판, 구자현 저) 및 2023~2024년 '건강보험요양급여비용의 내역 개정' 고시

행위별 수가제

건강보험의 행위별 수가제(free-for-service)는 의료기관에서 의료인이 제공한 의료서비스(행위, 약제, 치료 재료 등)에 대해 서비스별로 가격(수가)을 정하여 사용량과 가격에 대해 진료비를 지불하는 제도로 1977년 의료보험 도입 당시부터 채택하고 있다. 행위별 수가제는 진료에 소요되는 약제 또는 재료비를 별도로 산정하고 의료인이 제공한 진료의 개별 행위마다 일정한 값을 정하여 의료비를 지급하는 성과불제도인 것이다.

이 수가제도는 환자에게 양질의 의료서비스 제공이 가능하며, 의학기술의 발달, 첨단 과학을 응용한 고급 의료 서비스 개발에 기여한 장점이 있는 반면, 총진료비 증가 현상을 초래한 단점이 있다.

건강보험요양급여 행위급여 분류

제1장 기본진료료
 1. 진찰료
 2. 입원료

제2장 검사료

제3장 영상진단 및 방사선치료료

제4장 투약 및 조제료

제5장 주사료

제6장 마취료

제7장 이학요법료

제8장 정신요법료

제9장 처치 및 수술료 등

제17장 입원환자 식대

※ 종별가산율: 의원의 경우 제2장부터 제9장까지 분류된 분류항목에 대하여는 소정점수에 점수당 단가를 곱한 금액에서 15%를 가산한다. (병원은 20% 가산)

출처: 건강보험요양급여비용(2023년 2월판)
제1편 제2부 행위 급여 목록·상대가치점수 및 산정지침 발췌(목차)

진찰료 가산, 경감제, 소아정책수가

시간 외, 공휴일 진료 시 30% 가산

현행 의료수가는 진찰료 산정에 있어 평일 09시부터 18시까지의 진료시간 외에 진료를 하거나 토요일, 일요일, 공휴일에 진료를 할 경우 초, 재진 진찰료의 30%를 가산하는 제도를 두고 있다. 토요일 진료는 평일보다 진찰료가 30% 가산되어 주 5일의 영향으로 토요일에 환자들이 몰려, 평일보다 진찰료 수익이 더 많이 발생하기도 한다. 그러나 오피스 지역에는 주 5일 진료하는 경우도 많이 있다. 또한, 저녁 오후 6시~7시 사이에 오는 환자들이 진찰료 가산 문제로 병원 직원과 다투는 경우도 제법 있다.

2024년도 초진 진찰료는 17,610원, 재진 진찰료는 12,590원으로 확정되었는데, 진찰료 가산율 30%를 적용하면 초진료 22,890원, 재진료 16,370원이 된다. 이 제도는 토요일 진료를 하는 전 병원과 야간이나 공휴일에도 진료를 하는 '이마트소아과'나 '365의원' 등이 수혜를 보게 된다.

초진환자와 재진환자

- 초진환자란 해당 상병으로 동일 의료기관의 동일 진료과목 의사에게 진료받은 경험이 없는 환자를 말한다.
- 재진환자란 해당 상병으로 동일 의료기관의 동일 진료과목 의사에게 계속 진료받고 있는 환자를 말한다.
- 해당 상병의 치료가 종결되지 아니하여 계속 내원하는 경우에는 내원 간격에 상관없이 재진환자로 본다. 또한, 완치 여부가 불분명하여 치료의 종결 여부가 명확하지 아니한 경우 90일 이내에 내원 시 재진환자로 본다.
- 해당 상병의 치료가 종결된 후 동일 상병이 재발하여 진료를 받기 위해서 내원한 경우에는 초진환자로 본다. 다만, 치료 종결 후 30일 이내에 내원한 경우에는 재진환자로 본다.
- 치료의 종결이라 함은 해당 상병의 치료를 위한 내원이 종결되었거나, 투약이 종결되었을 때로 본다.
- 다음 각호의 1에 해당하는 경우에는 진찰료는 1회 산정한다.
  (1) 동일 의사가 동시에 2가지 이상의 상병에 대하여 진찰을 한 경우
  (2) 하나의 상병에 대한 진료를 계속 중에 다른 상병이 발생하여 동일 의사가 동시에 진찰을 한 경우(재진진찰료)
  (3) 동일한 상병에 대하여 2인 이상의 의사가 동일한 날에 진찰을 한 경우

출처: 건강보험요양급여비용(2023년 2월판)
제1편 제2부 제1장 기본진료료 발췌

환자 본인부담금과 경감제

'의원'의 요양급여진료비 환자 본인부담금은 외래진료의 경우 요양급여비용총액의 30%를 환자 본인부담금으로 하고 있다. 6세 미만의 소아 환자와 임산부 외래, 65세 이상의 노인 환자에 대해서는 본인 부담 경감제를 시행하고 있다. 특히, 노인 환자 경감제는 단순 계산으로는 진료 수익에는 영향을 미치진 않겠지만(경감차액은 건보공단에서 지불하기 때문), 부담이 덜어진 노인 환자들의 병원 내원 횟수를 증가시켜 실질적인 수익증대 효과를 보게 된다. 특히 시골 동네의 경우 거의 매일 병원에 출근하다시피 하는 노인 환자들도 제법 있다.

의원급 의료기관의 진료비 본인일부부담금 내역

○ 외래진료 = 요양급여비용총액 × 30/100
* 임신부 외래는 10/100, 1세 미만 영유아 외래진료의 경우에는 5/100
* 6세 미만인 사람이 외래진료를 받는 경우에는 본인이 부담할 비용 부담률의 100분의 70에 해당하는 금액(즉, 1~6세 본인부담금은 요양급여비용총액의 21/100)
* 요양급여를 받는 사람이 65세 이상이면서 해당 요양급여비용 총액이 15,000원 이하인 경우는 1,500원, 15,000원~20,000원(투약처방의 경우 25,000원)은 요양급여비용총액의 10%, 20,000원~25,000원(투약처방의 경우 25,000원~30,000원)은 20%를 본인부담액으로 한다.

○ 입원진료 = (식대 제외 요양급여비용총액 × 20/100) + (식대 × 50/100)
* 15세 이하 아동의 입원진료 시에는 해당 요양급여비용 총액의 100분의 5에 입원기간 중 식대의 100분의 50을 더한 금액

'병원'은 외래진료의 경우 동 지역은 40/100, 읍·면 지역은 35/100 본인부담률을 적용한다.

출처: 국민건강보험법시행령 [별표 2], 국민건강보험법시행규칙 [별표 3]

소아환자 진찰료 가산 및 경감제

현행 의료수가는 만 6세 미만의 소아에 대하여 진찰료 가산 및 본인부담 경감제를 실시하고 있다. 만 1세 미만, 만 6세 미만, 초진, 재진에 따라서 각각 가산금액 및 본인부담금 경감기준을 달리하고 있다.

6세 미만 소아 진료 시 진찰료 가산 및 본인부담금 경감 내역

진찰료 가산	본인부담금 경감
• (초진진찰료) 만 1세 미만의 소아에 대하여는 26.45점(14%), 만 1세 이상 만 6세 미만의 소아에 대하여는 10.09점(12.4%)을 가산한다. • (재진진찰료) 만 1세 미만의 소아에 대하여는 16.67점(5.8%), 만 1세 이상 만 6세 미만의 소아에 대하여는 6.86점(5.1%)을 가산한다. • 만 6세 미만의 소아에 대하여 20시~익일 07시에는 진찰료 중 기본 진찰료 소정점수의 100%를 가산한다.	• 1세 미만 영유아 외래진료의 경우: 요양급여비용총액 × 5/100 • 1세 이상 6세 미만 소아 외래진료의 경우: 요양급여비용총액 × 21/100 • 15세 이하 아동의 입원진료 시: 요양급여비용 총액 × 5/100

소아진료 정책수가

2024년부터는 소아진료 정책수가가 지급된다. 지급기준은 소아청소년과를 표방하는 의료기관에서, 소아청소년과 전문의가, 소아환자를 초진했을 때, 환자의 연령이 6세 미만인 경우 3,500원, 1세 미만인 경우 7,000원의 정책가산금을 지원한다는 내용이다[39].

---

39 보건복지부 고시 제2023-237호

비급여대상과 진료비

의료기관 개설자는 급여대상에서 제외되는 '비급여진료비'를 정하여 일정한 기준에 의거 고지하도록 의무화하고 있다(의료법 제45조①). 그리고 환자의 알 권리 및 진료 선택권 제고를 위해 비급여 전 항목과 비용을 환자에게 직접 설명해야 한다(의료법시행규칙 제42조의2제2항). 요양급여에서 제외되는 '비급여대상'은 아래와 같다.

[별표 2] 비급여대상 〈개정 2023. 12. 28.〉

1. 다음 각목의 질환으로서 업무 또는 일상생활에 지장이 없는 경우에 실시 또는 사용되는 행위·약제 및 치료재료

가. 단순한 피로 또는 권태

나. 주근깨·다모(多毛)·무모(無毛)·백모증(白毛症)·딸기코(주사비)·점(모반)·사마귀·여드름·노화현상으로 인한 탈모 등 피부질환

다. 발기부전(impotence)·불감증 또는 생식기 선천성기형 등의 비뇨생식기 질환

라. 단순 코골음

마. 질병을 동반하지 아니한 단순포경(phimosis)

바. 검열반 등 안과질환

사. 기타 가목 내지 바목에 상당하는 질환으로서 보건복지부장관이 정하여 고시하는 질환

2. 다음 각목의 진료로서 신체의 필수 기능개선 목적이 아닌 경우에 실시 또는 사용되는 행위·약제 및 치료재료

가. 쌍꺼풀수술(이중검수술), 코성형수술(융비술), 유방확대·축소술, 지방흡인술, 주름살제거술 등 미용목적의 성형수술과 그로 인한 후유증치료

나. 사시교정, 안와격리증의 교정 등 시각계 수술로써 시력개선의 목적이 아닌 외모 개선 목적의 수술
(중략)
마. 관절운동 제한이 없는 반흔구축성형술 등 외모개선 목적의 반흔제거술
바. 안경, 콘텍트렌즈 등을 대체하기 위한 시력교정술
사. 질병 치료가 아닌 단순히 키 성장을 목적으로 하는 진료
아. 그 밖에 가목부터 사목까지에 상당하는 외모개선 목적의 진료로서 보건복지부장관이 정하여 고시하는 진료

3. 다음 각목의 예방진료로서 질병·부상의 진료를 직접목적으로 하지 아니하는 경우에 실시 또는 사용되는 행위·약제 및 치료재료
가. 본인의 희망에 의한 건강검진(법 제52조의 규정에 의하여 공단이 가입자등에게 실시하는 건강검진 제외)
나. 예방접종(파상풍 혈청주사 등 치료목적으로 사용하는 예방주사 제외)
(중략)
마. 멀미 예방, 금연 등을 위한 진료
바. 유전성질환 등 태아 또는 배아의 이상유무를 진단하기 위한 유전학적검사
사. 장애인 진단서 등 각종 증명서 발급을 목적으로 하는 진료
아. 기타 가목 내지 마목에 상당하는 예방진료로서 보건복지부장관이 정하여 고시하는 예방진료

4. 보험급여시책상 요양급여로 인정하기 어려운 경우 및 그 밖에 건강보험급여원리에 부합하지 아니하는 경우로서 다음 각목에서 정하는 비용·행위·약제 및 치료재료
(이하생략)

출처: 국민건강보험 요양급여의 기준에 관한 규칙 제9조제1항 관련

비급여 및 급여 진료비 현황

2021년도 의원의 비급여진료 항목별 현황이 아래 [표 2.3]에서 보는 바와 같이 도수치료 등 재활 및 물리치료료(24.6%)가 가장 많았으며 그다음으로는 주사료(24.2%)이며, 기타 치료재료대(16.2%), 처치 및 수술료(11.6%) 순서였다.

[표 2.3] 2020~2021년 비급여진료 항목별 현황(의원)

(단위: %)

구분	입원료	주사료	처치 및 수술료	검사료	치료 재료대	재활 및 물리 치료료	MRI	초음파	그 외	합계
2020	1.9	30.0	14.7	7.7	4.9	23.0	1.3	6.9	9.6	100.0
2021	1.1	24.2	11.6	6.9	16.2	24.6	0.6	4.9	9.9	100.0

비급여 중 미용·성형, 건강증진·개선, 예방 성격의 진료는 산식에서 제외한다.
'그 외'는 진찰료, 투약 및 조제료, 마취료, 영상진단료, 방사선치료료, 정신요법료, CT, 기타를 나타낸다.

출처: 국민건강보험 홈페이지 → 국민과 함께 → 뉴스/소식 → 보도자료(2023. 01. 10.) → 2021년 건강보험 보장률 64.5%

[표 2.4] 내과계와 근골격계 진료과의 외래 비급여 부담률(2019년~2021년)

연도	의원 전체	내과	소청과	이비 인후과	정형외과	신경외과	재활 의학과
2019	20.9	18.5	17.9	9.0	25.5	29.3	43.0
2020	19.1	14.5	26.8	6.1	31.4	29.1	31.1
2021	21.7	17.9	22.9	4.8	35.9	29.8	45.0

비급여본인부담률 = 100 - (건보보장률 + 건보본인부담률)
소청과의 2019년 대비 부담률 증가는 코로나19 기간 중 예방접종이 크게 증가한 것이 원인으로 보인다.

출처: 2021년도 건강보험환자 진료비 실태조사
〈표3-34〉 연도별 의원 진료과목별 외래 건강보험 보장률 추이 발췌

[표 2.4]의 내과계와 근골격계 진료과의 외래 비급여 본인부담률 중 근골격계 진료과는 30~40%대의 높은 비급여 부담률을 보이고 있는데, 이는 8년 전의 부담률에 비해 약 3배 정도가 증가한 수치다.

[표 2.5] 2022년 실손보험 10대 비급여 지급보험금 현황

(단위: 억 원)

구분	도수 치료	백내장 수술	비급여 약제	오다리 교정술	치료 재료	하지 정맥 수술	맘모톰 절제술	하이푸 시술	비밸브 재건술	갑상선 고주파
지급 보험금	11,430	7,082	4,104	1,536	1,268	1,075	925	567	477	202
전체 비중	10.5%	6.5%	3.8%	1.4%	1.2%	1.0%	0.8%	0.5%	0.4%	0.2%

'치료재료'는 아토피 등에 처방되는 MD크림 등 '재판매 가능 치료재료'로, 지급보험금 중 가장 큰 폭으로 증가했다. 수액 등 비급여약제도 전년도 대비 17.3% 증가했다.

출처: 청년의사(2023. 3. 16.) 및 한의신문(2023. 3. 13.) 재구성

[표 2.6] 2022년도 연령별 진료비 및 진료량 현황

구분	0대	10대	20대	30대	40대	50대	60대	70대 이상
건당진료비 (천 원)	22.4	32.6	43.3	48.0	44.4	42.0	40.5	35.6
총 진료비 (억 원)	12.3	12.0	18.4	25.4	30.2	37.0	42.5	40.2
진료량 점유율 (%)	9.8	6.7	7.4	9.4	12.1	15.7	18.7	20.1

출처: 국가통계포털(KOSIS) → 건강보험급여실적 → 2022년 요양기관종별(의원, 외래) 진료 현황 → 10세 구간별 합산(진료량 점유율은 전체 청구 건수에 대한 해당 연령대의 청구 건수 비율임)

[표 2.6]의 2022년도 연령별 건당 진료비는 30대 이상 적용 시 연령대가 올라갈수록 건당 진료비가 낮아진다. 연령대별 총진료비는 60대가 가장 많으며, 그다음으로 70대 이상, 50대, 40대 순이며, 병원 이용률을 나타내는 진료량(청구건수)은 70대 이상이 가장 많으며, 그다음으로 60대, 50대, 40대 순이다.

비급여 내역보고 및 건강보험 자격 확인 시행

올해(2024년)부터는 의원도 정부가 지정한 비급여항목의 단가부터 빈도, 상병명, 주수술명 등 비급여진료 내역을 보고해야 된다. 3월 진료분부터 연 1회, 1,068개 비급여항목의 구체적인 진료 내역을 입력해야 하는 것이다.

올해(2024년) 5월 20일부터는 환자 본인 자격 확인을 해야 한다. 현재 건강보험 가입자 등은 건강보험증을 의료기관에 제시해야 하지만 사문화되어 건강보험증 대여도용 및 자격상실 후 부정수급 문제가 발생한 것이다. 이에 정부와 국회는 그 원인이 의료기관에서 환자 본인 자격 확인을 하지 않는 데서 찾고 요양기관의 본인 자격 확인을 꼭 하도록 건강보험법을 개정했다. 이를 위반하면 100만 원 이하 과태료 및 징수금을 부과한다. 그리고 건강보험 자격 미확인 요양기관에 대해 부정수급액을 연대환수하게 된다.

진료비 할인 및 면제

의료법에는 건강보험(의료급여 포함) 진료비 본인부담금을 면제하거나 감면해 주는 행위를 금지하고 있다(의료법 제27조③). 환자 유인 행위로 보기 때문이다. 그러나 환자 유인 행위에 해당하려면 감면 행위가 영리 목적이 인정돼야 한다는 취지로, 병원의 '직원 및 가족 진료비의 본인부담금 감면 행위'는 의료법 위반이 아니라는 대법원의 첫 판례가 나왔다[40]. 그리고 '비급여진료비'는 이를 할인하거나 면제하는 행위는 위법한 행위로 보지 않는다는 헌법재판소의 결정이 있다.

---

40 김정한, 2022. 4. 7., 대법원, "병원 직원·가족 진료비 감면, 위법 아냐"…첫 판례, 서울신문

제3장

사례, 실전 편

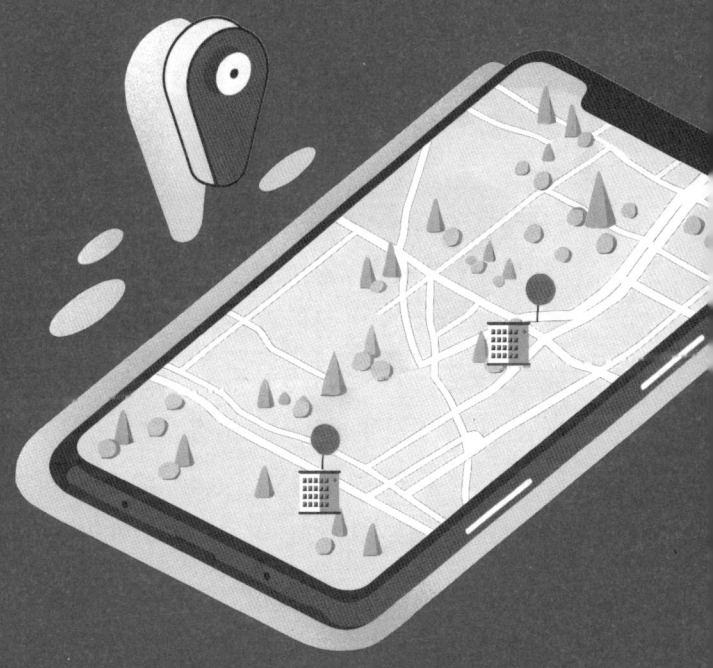

— 나무를 보지 말고 숲을 봐라.
— 장고 뒤에 악수 둔다.
— 뛰는 자 위에 나는 자 있다.

<개원입지 36계명 중에서>

PART 01.
선도자의 법칙

마케팅의 '선도자의 법칙'

마케팅 불변의 법칙에 소개되는 '선도자의 법칙'이 있다. 이 법칙은 '더 좋은 것보다는 맨 처음이 낫다'는 법칙으로 마케팅에서 선두를 차지하는 브랜드가 후발 주자에 비해 시장 점유율, 브랜드 인지도, 소비자 충성도 등에서 유리한 고지를 점한다는 것을 의미한다. 이 법칙을 성공적으로 수행하기 위해서는 '시장 선점'이 가장 중요하다. 즉, 새로운 시장이 형성되거나 새로운 제품이나 서비스가 출시될 때, 선두를 차지하는 것이 가장 중요하기 때문에 먼저 시장에 진입함으로써, 소비자의 인지도를 선점하여 경쟁사와의 차별화된 강점을 확보할 수 있게 된다. 그러나 선도자의 법칙은 마케팅에서 성공하기 위한 필수 요소이지만, 반드시 성공을 보장하는 것은 아니다. 후발 주자라도 차별화된 강점을 확보하고 강력한 브랜드를 구축한다면, 선도자의 법칙을 뛰어넘는 성공을 거둘 수 있는 것이다.

개원입지에 적용

개원 준비 의사가 신도시나 의료 상권이 형성되지 않은 구상권에서 개원입지를 구할 때는 이 법칙이 일정 부분 적용된다. 해당 지역에서 본인 진료과에 최적인 입지를 선점한 후, 방어하는 전략이야말로 개원 전체 프로세스에서 가장 중요한 부분이다. 이하 관련 사례를 들어 보고자 한다.

신도시 내 '서울W내과' 평택고덕점

경기도 평택시에 위치한 '고덕신도시'에는 지하철역이 '서정리역' 하나밖에 없다. 이 역세권 로데오거리 맨 끝, 아파트 쪽에 위치한 상가에 최근(2023년 3월) 2인 진료의 검진내과가 개원했다. 당시 입점 건물은 준공을 마친 상태였으나 주변 상권은 매우 썰렁해, 완공된 건물들에는 곳곳에 임대·분양 안내문이 게시되어 있었다. 병원 업종은 내과가 계약한 건물 맞은편 빌딩에서 개원한 일반과 1곳밖에 없었다. 주변 아파트들도 대략 5,000세대 정도 되어 보이지만 아직 입주가 안 된 곳도 있었고, 초등, 고등학교도 2024~2025년경이 되어야 개교하는 입지 환경이었다.

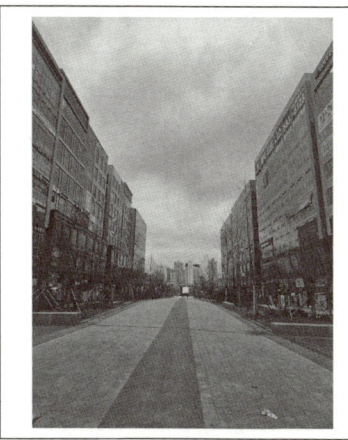

내과 건물 앞에서 촬영한 로데오 거리. 건물 공실이 많고 유동 인구도 거의 없는 모습이다.

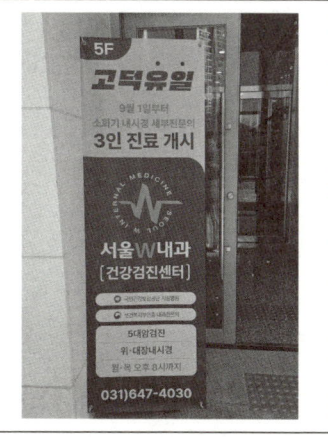

고덕 유일 3인 진료를 알리는 거치대가 건물 앞에 세워져 있다.

이런 초기 상권에 용기 있게 2인 내과가 개원한 것이다. 당시 '서울W내과'는 네트워크로 서울점과 천안아산점, 일산점, 성남점 등 4곳이 개원해 있었기에 아마도 서울본원의 대표원장이면서 이 네트워크의 창업자인 정성웅 원장의 조력을 많이 받았을 것으로 짐작된다. 정 원장은 평소 병원을 운영하면서 개원 준비 의사를 위한 컨설팅업도 병행하고 있었기에, 지난 2021년도에 내과계 개원서의 바이블로 평가되는 도서 『어서와! 개원은 처음이지? 개원의 정석』을 집필, 발간하기도 했다.

서울W내과 서울점

서울W내과 서울점은 지난 2016년에 지하철 2호선 '서울대역'에서 50m 거리의 건물 4층에서 개원했는데 현재 3인 진료로 운영하고 있다. 개설자인 정 원장은 『개원의 정석』에서 지금의 병원은 어느 날 갑자기 친한 친구가 피부과의원을 개원한다는 소식을 듣고 얼떨결에 덩달아 같은 건물에 개원을 하게 되었다고 하면서, 개원은 입지가 중요하다는데 당시 어떤 곳이 좋은 자리인지 누구 하나 속 시원하게 알려주는 사람도 없었다고 회상했다.

개원 초기에 수많은 시행착오를 겪으면서, 정 원장은 다년간 직접 병원을 운영한 경험과 여러 곳의 지점 개설에 참여한 노하우로, 이제는 '입지만 잘 잡아 놓으면 개원 준비는 반 이상 끝났다고 봐도 된다'라고 자신 있게 말하고 있는 것이다.

선점의 부수 효과

 '서울W내과' 평택고덕점은 기존 4개 네트워크 점이 모두 2인 이상의 진료 체제였기에 향후의 병원 성장과 경쟁자 방어를 위해 개원 시부터 의료 인력과 시설 규모를 대형화하여 출발하는 전략을 택한 것으로 보인다. 이 내과 건물을 인터넷 지도 로드뷰로 보면 건축 중인 건물 펜스 하단에 "병원 입점 지원 상담 환영"이라는 현수막이 부착되어 있는 것으로 보아, 장기처방전이 많이 나오는 대형 내과는 약국 분양도 쉽게 이루어질 수 있기에, 건물 시행사로부터 렌트 프리, 인테리어 지원 등 상당한 금전적 지원을 제공받았을 것으로 짐작된다. 이는 선점자만 얻을 수 있는 특혜인 것이다.

 상권 형성 초기 단계에 개원한 이점은 또 있다. 이같이 썰렁한 상권에 대형 내과가 개원함으로써 같은 '감기과'인 소아청소년과나 이비인후과 개원을 억제한 점을 들 수 있다. 상권 내 소아, 성인 내과계 환자들을 독점적으로 볼 수 있어 선점으로 인한 부수 효과(side effect)를 본 것이다. 그리고 아직 상가가 다 차지 않아 지하 주차장에 여유가 있어 원거리의 환자들도 많이 내원한다고 지역 '맘카페' 등에 글이 올라오고 있다. 고덕신도시에는 아직도 중심 상권이 제대로 형성되지 않았고 아파트들도 블록별로 산발적으로 지어져 있어 신도시 전역에서 오는 것이다. 즉, 건물 앞 '나무'보다는 신도시 전체 '숲'이 많기에 썰렁한 상권에서도 병원은 잘되고 있다고 봐야 한다.

 이제 내과 개원 6개월여 경과 시점에 3인 진료로 발전했으며 이를 지역 주민들과 내원 환자들에게는 "고덕신도시 최초 3인 전문의진료 내과"로 브랜딩되어, 상권이 활성화되는 수년 후에는 더욱 성장한 모습을 보여 줄 것으로 기대된다.

1번점으로 출점

상권 분석 전문가들은 어떤 상권이든지 경쟁점에 비해 자사 점포의 입지가 더 뛰어나면서 점포 규모에서도 월등히 앞선다면, 경쟁점을 제압할 수 있고 나아가 향후 경쟁 점포의 출점까지도 막는 등 이중 효과를 거두게 된다고 말한다. 이때 점포 규모가 약 1.5배 이상이 되면 소비자는 점포 규모의 차이를 확실하게 인지하게 되므로 이러한 경쟁 점포 억지력까지 고려하여 1번점으로 출점해야 한다고 강조하고 있다. 결과적으로 '서울W내과' 평택고덕점이 이런 '선도자의 법칙'을 잘 적용한 것으로 볼 수 있다.

개원 2년 만에 3인 진료로 성장한 '오블리브의원'

명품 메디컬 센터 '라이크홈'

지난 2018년 말경, 저자는 지인의 소개로 인천 송도에 메디컬 건물을 짓고 있는 현장을 가 본 적이 있었다. 신축 중인 건물은 '롯데몰' 송도 부지 후문[41] 앞 삼거리 코너에 위치했으며, 대로 건너편에는 '송도컨벤시아'가 있었다. 건물이 완공되면 병원 입지의 첫째 조건인 가시

---

41 '목표 건물'의 정문보다 후문에 위치한 상가가 '집객성'(잠재고객인 유동 인구를 모아 주는 역할을 하는 건물이나 점포)이 더 높다고 함.

성과 시계성[42]이 뛰어난 위치라 보였다. 당시 이 건물의 건축주는 송도에서 1,260실 규모의 호텔형 기숙사를 운영하고 있어, 그 노하우로 훌륭한 메디컬 건물을 짓고자 했던 것이다. 당시 건축주는 저자 일행과의 미팅 시에 아래 요지의 브리핑을 했다.

"이 건물은 송도국제도시에서 가장 럭셔리하게 '특화설계'했어요. 건축비도 다른 건물보다 최소 평당 100만 원 이상 더 들었을 겁니다."
"1층 복도를 비롯해 공유면적도 일반 건물에 비해 1.5배나 됩니다."
"외장은 물론 내장도 최고급 자재로 시공할 예정으로 송도국제도시에서 명품 메디컬 건물로 손색이 없도록 지을 겁니다!"

이후 2019년 말경 건물이 완공될 즈음에 저자는 지상 8층 규모로 층당 실평수 220평 정도의 이 건물 상위 3개 층에 대형 '검진센터'를 분양으로 유치했다. 이에 건축주는 곧바로 '검진센터' 입점을 알리는 큰 현수막을 외벽 2곳에 걸었고, 그 결과 '샤워효과[43]'를 기대한 진료 각과 원장님들이 코로나19 기간임에도 선뜻 계약하여, 2020년도에 5개과, 2021년도에 2개과가 각각 개원해 1층을 제외한 전 층이 병

---

42 주거지역이나 업무 지역 또는 자주 이동하는 지역에서는 지속된 노출 효과로 자신도 모르게 외우게 되는 경우도 있다. 이때가 상권 외부에서 보는 시계성이다. 이 시계성은 일종의 광고 효과와 연관이 깊다. 반복적으로 이동을 하면서 자연스럽게 간판이나 특정 업종의 위치를 외우게 되는 현상이다. (출처: 신일진, 송두리, 『상가 형성 원리를 알면 부동산 투자가 보인다』, 한국경제신문i, 2019)

43 샤워효과(shower effect)는 백화점 등의 맨 위층에 소비자들이 몰리면 아래층 매장에도 영향을 미쳐 매출이 상승하는 효과를 가리킨다. 샤워기의 물줄기가 위에서 아래로 떨어지는 것을 빗대어 만든 용어로, 백화점이나 대형 쇼핑몰 매장의 맨 위층으로 소비자들이 모이게 유도하면 소비자들이 자연스럽게 아래층의 매장들을 둘러보며 내려오면서 계획하지 않았던 구매를 하게 되어 매출이 상승하는 효과를 일컫는다. (샤워효과[shower effect], 두산백과 두피디아)

원으로만 채워졌다. 이 건물이 명품인지는 개원 예정 원장님들이 가장 먼저 알아본 것이었다.

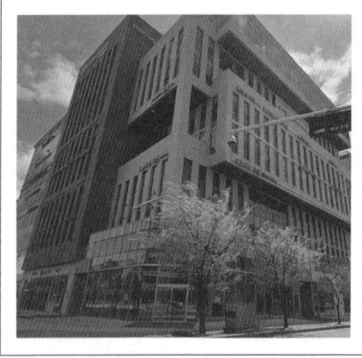

지하 2층, 지상 8층 건물로 2층 이상은 100% 병원만 입점해 있다.

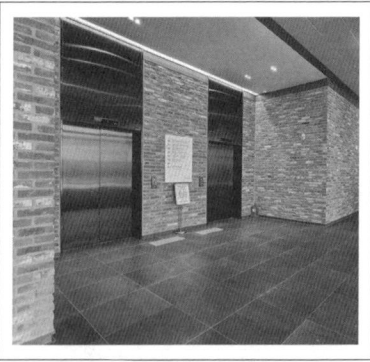

건물 내 1층 엘리베이터 앞 위치로 공유 공간이 매우 넓다.

'오블리브의원'의 선점 수혜

당시 건축주는 저자가 검진센터 입점을 진행할 때, 피부과는 이미 계약이 완료되었다고 하시면서 3층에 실평수 90평 규모로, 피부과와 성형외과를 독점으로 하는 조건이었다고 부언했다. 이후 이 건물에 개원하는 병원 관계자와의 미팅이 있어 피부과 원장을 만나서 대화해 본 적이 있었다. 30대 초반으로 보이는 앳된 인상이었으며, 의사보다는 청년 사업가 이미지가 더 커 보였다. 본인은 신축건물 조감도를 보고 '터파기'할 때부터 계약하려고 '찜'을 해 두었다고 했다. 그만큼 이 건물에서 개원하면 성공할 것이라는 확신을 가졌던 것이다. 건물이 완공된 2020년 초, 이 원장님은 피부미용의원으로 일반의 1인 진료로 개원했으며 2년여 경과 시점에는 3인 진료로 발전했다.

이 같은 성장의 원인은 입지나 건물 요인 외에도 최초 계약으로 선점함으로써 개원 준비에 집중할 수 있었던 점, 주 과인 피부과뿐만 아니라 연관 과인 성형외과의 독점 진료를 보장받아 향후의 진료 영역 확장에 대비한 점, 환자들이 쌓이기 시작하자 병원 면적이 협소하여 규모를 배 이상으로 확장한 점, 주 고객인 피부미용 환자들을 타깃으로 통증 치료를 위한 도수치료실을 설치한 후, 여성 물리치료사 구성으로 특화한 점 등을 들 수 있다. 경영적으로는 여러 단계의 계약을 진행하면서 관련 전문가들로부터 법적, 행정적 자문을 받았다고 한다. 이를 다시 정리하면 아래와 같은 경영 전략이 주효했다고 본다.

첫째, 건물 선점을 위한 적극적 의사표시 및 실행
둘째, 피부과와 성형외과 독점으로 안정적 진료권 확보
셋째, 도수치료실 및 필라테스 설치 등 고객 니즈를 반영한 진료 영역 및 공간 확장
넷째, 병원경영지원회사(MSO)를 통한 전문가 그룹 활용

현재 이 건물을 직접 관리하고 있는 '라이크홈' 메디컬 센터 관리소장의 전언에 의하면, 입점 7개 병원이 모두 다 잘된다고 전한다. 이는 건물이 호텔 이상으로 고급지고 쾌적해, 지역 주민이나 기업체 종사원들에게 입소문이 나면서부터 건물 인지도가 더욱 향상되어, 잠재 고객들이 자연스럽게 유입되는 입지적 마케팅 효과에 기인한 것이기도 하다. 특히, 그중에서도 최초 계약으로 선점한 '오블리브의원'이 수혜를 가장 많이 보고 있는 것이다.

PART 02.

후발 주자의 진입

'개원 자리'는 10년 전에도 없다고 했고, 20년 전에도 없다고 했다. 그럼 지금은 어떤가? 물론 지금도 없다고 한다. 그러나 역설적으로 "지금에도 자기 자리는 있다"라고 주장하고 싶다. 최근 2년간 수도권에서 개원한 2,000여 의원의 개원지를 전수조사한 바에 의하면 대체적으로 '들어갈 자리에 들어갔다'는 느낌을 갖는다. 이같이 입지가 여전히 없음에도 수도권에서 매년 800~1,000여 신규 개원이 이루어지는 배경에는 개원 유형의 변화로 '미용의원'이 대폭 증가함에 따라 이들이 주로 지역 핵심 상권에서 개원하기에 급여과에 비해 자리 찾기가 훨씬 용이했던 점을 들 수 있다. 또한 급여과 개원도 신규 진입 시장인 신도시개발과 구상권에서의 건물 공급이 꾸준히 이루어졌기 때문이라고 본다.

전수조사 결과로는 최근 2년간의 수도권 개원 수의 70~80% 정도가 내과계, 근골격계, 미용의원이 각 '1:1:1'로 균등하게 개원한 현상을 보인 것으로 나타났다. 과거의 내과계 중심의 급여진료과가 '원톱'이었던 개원 양상에서 크게 변화한 것이다. 따라서 개원입지에서도 이들 그룹 진료과별로 진료권 범위, 규모, 지역 상권과 소득 등에 많은 차이를 보이고 있어 그에 적합한 입지에 각각 개원이 가능했던 것이다.

공통적으로는 과거보다 병원들 간 경쟁 강도가 더 심해져서 병원 규모와 의사 인력의 대형화[44]를 통해 시장 우위를 점하려는 경향이 뚜렷해지고 있다. 이에 적합한 입지에 개원하려고 하는 후발 주자들은 그 틈새를 비집고 진입할 수밖에 없기 때문에, 선점자의 경쟁력과 입지 환경 등을 치밀하게, 때로는 감각적으로 분석, 실행할 수 있어야만 개원에 연착륙할 수 있게 된다. 이하 후발 주자가 각기 다른 유형으로 지역에 진입해서 개원에 안착한 3곳 의원의 사례를 소개해 보고자 한다.

3인 내과 인근에 개원한 1인 내과

수도권 외곽의 한 지역, 이곳에는 개원한 지 20년이 지난 3인 진료 내과가 있다. 이 내과는 지하철역으로부터는 200m 이상 떨어진 곳에 위치했고 지역 1만여 세대에 유일한 내과였으며 정형외과와 산부인과 등 타과 진료도 보고 있었다. 그런데 이 지역에 최근 1인 진료 내과가 선점 내과 인근에 개원한 것이다. 위치는 지하철역으로부터 약 100m 떨어진 곳으로 선점 내과와는 지하철역 반대쪽으로 100m 정도 떨어진 위치였다. 지하철에서 나와 동네로 들어가는 길목에 위치해 있어 선점한 대형 내과보다 입지가 더 좋았다. 과연 후발 주자 1인 내과는 이곳에서 연착륙할 수 있을까? 저자는 직업적 호기심으로 두 병원이 개원 후 어떤 변화를 보이는지에 대해 관찰해 보기로 했다.

---

[44] 전국 의원 전체와 감기과 및 근골격계 의원의 기관당 전문의 수 변동 추이를 2010년부터 5년 주기로 분석해 본 결과, 모두 점차 증가하는 것으로 나타났다. 의원 전체는 2010년 1곳당 1.11명에서 2023년 1.29로 증가했으며, 내과는 2010년 1곳당 1.13명에서 2023년 1.51명으로 조사된 진료과 중 가장 많이 증가했는데 이는 '검진내과'로의 개원이 많이 늘었기 때문으로 분석된다. (출처: 국가통계포털, 표시과목별 의원현황 및 전문과목별 전문의 인력현황)

먼저, 후발 내과가 개원한 지 얼마 되지 않아, 선점 내과의 의사진이 종전 3인에서 2인으로 변경되었음을 발견했다. 아마도 환자 감소로 인한 것으로 보였다. 인터넷으로 두 병원을 비교해 보니, 선점 내과에 진료받은 환자들의 평가는 좋지 못했다. 불친절하다는 리뷰가 많았다. 반면, 후발 내과는 대기 시간이 긴 것을 빼고는 모두 만족스럽다는 후기가 많았다. 원장, 직원 모두 친절했으며, 병원 시설이 이 지역에서 제일 좋다는 리뷰들이 주류를 이뤘다. 개원한 지 어느덧 1년 가까이 되는 이 병원의 최근 별점은 만점 5점이다.

이제 "어떤 자신감으로 지역 '맹주' 병원 인근에 개원한 것일까?"에 대한 의문이 풀리는 듯했다. 병원 홈페이지에 있는 내부 인테리어는 최근 트렌드를 반영하여 고급스러우면서 깔끔하게 뽑았고, 5대 암 검진 시스템으로 경쟁 내과의 4대 암 검진에 비해 경쟁력을 갖췄으며, 진료실도 '진료실 3'까지 표시되어 있는 것으로 보아 조만간 의사진을 보강하여 선점 내과에 역전할 수 있겠다는 조짐도 보였다.

개원 초기부터 환자들이 몰리는 이비인후과

1기 신도시인 '중동신도시'의 한 지하철 역세권, 2개의 출구가 연결되는 지점에 1인 이비인후과가 1년여 전에 개원했다. 저자는 수개월 전에 이 병원이 개원 초기부터 많은 환자들이 밀려들어 개원 5개월 정도 경과 후에는 2인 진료를 한다는 정보를 접해, 최근 오후 시간에 현장을 직접 찾아가 봤다. 같은 방면의 다른 출구 쪽에 있는 1인 이비인후과를 먼저 둘러봤다. 출입문에서 막 들어가는 환자 외에 대기 환자는 보이지 않았고, "매주 ○요일은 휴무"라는 안내문이 붙어 있었다. 이어서 목적지 이비인후과에 들렀다. 7층에 위치했으며, 엘리베이터에서 내리자마자 3인 진료의 대형 내과가 있었고 그 옆으로 층 약국, 다음이 이비인후과 위치였다.

우선 출입문 전체가 유리로 확 트여 있었으며, 출입 면적이 커서 개방감이 있었고, 그 옆으로 수도권 소재 협력병원(대학병원 위주)들 로고 7~8개가 부착되어 있있다. 타 병원의 배는 되어 보이는 대기실에는 환자들이 15명 정도 있었고, 넓은 접수대에는 직원이 4명이나 보였다. 돌아와 이 병원의 정보를 검색해 보니 평균 50분 정도 대기해야 함에도 이 병원에 내원한 첫 번째 이유가 '실력 좋은 병원'이란 인식이 강해서였다고 한다. 네이버 리뷰를 보면 "간만에 찾은 이비인후과 맛집", "부천에도 이런 좋은 이비인후과가 생겨서…", "병원이 넓고 쾌적해요", "모두 친절하시고 원장님 진짜 꼼꼼히 봐 주세요" 등의 후기가 많았다.

진료권을 파악하기 위해, 약 30만 명이 거주하고 있는 중동신도시의 지하철 7호선 신중동역에서 상동역까지의 역세권 주변 이비인후과 13곳의 위치와 의사 등록 수를 '카카오맵'과 '심평원' 사이트에 접속해서 검색해 보니 이 병원을 제외한 12곳의 이비인후과가 모두 의사 수 1인으로 등록되어 있음을 알고 "왜? 이 병원에만 환자들이 몰릴까?"에 대한 의문이 풀렸다. 사실 이 병원 개설 원장님은 이전의 모 전문병원 근무 시에도 단연 '에이스'였다고 들었던 터였다. 수술을 많이 해 실력이 좋았고, 진료 능력과 환자 응대에도 능하여 병원 직원들로부터 "개원하면 성공할 거야!"라는 평가를 많이 받았다고 들었다.

이런 실력 있는 원장님이 '물 반, 고기 반'의 넓은 진료권에서 병원 규모를 대형으로 세팅하여 소규모 이비인후과와 차별화했고, 2인 진료로 외래진료와 검사, 수술을 훌륭히 소화하여 환자들에게 진료 만족을 주게 됨으로써, 그 소문이 부천시 전역으로 확산되는 선순환의 고리를 타게 되어 이 병원으로 환자들이 몰리게 되는 것이라 평가한다.

3~4천 세대 지역에서 단박에 계약한 여의사

저자는 지난 2022년에 의사 커뮤니티 양도 매물을 보고 경기도 평택시 고덕면 지역에 가 본 적이 있다. 이곳은 삼성전자 고덕 건설 현장에서 인접한 곳으로 약 3~4천 세대 정도 되는 뚝 떨어진 주거지였다. 방문 전 인터넷으로 검색해 보니 초입에 있는 양도 병원 위치보다는 배후 2,000세대 이상의 신규 아파트가 있는 곳에 더 관심이 있었다. 각 1개씩 있는 치과와 한의원도 모두 이곳에 위치했기 때문에 여기서 신축건물을 찾고자 했던 것이다. 당시 일반의가 개설한 양도 의원은 휴업 중이어서 후발 병원이 진입하면 다시 개원하기 힘들 것이란 예상도 했던 터였다.

현장을 직접 둘러보니 입구 양도 병원이 위치한 상가는 지은 지 오래 되어 낡았고, 주차도 거의 불가능했으며, 배후 신규 아파트와의 동선도 너무 멀어 '양수 불가'라 판단하고 배후를 2~3번 도보로 둘러본 후, 중간 지점에 지어져 있는 2층 건물의 신축 상가(궁리 72-11)를 발견했다. 한마디로 기가 막힌 자리였다. 1일 100명은 충분히 볼 수 있는 입지로 보였다. 흥분해서 건물 앞 식당에 들러 주민들의 병원 이용에 대한 의견을 자세히 듣고는 조만간 원장님과 같이 오겠다고 한 후 헤어졌는데, 그로부터 3주 정도 후에 재차 가 봤다. 그런데, 건물 앞에 다가가자 "가정의학과 개원 예정"이란 현수막이 부착된 것을 보고는 "아차! 뛰는 사 위에 나는 사 있구나!" 하고 탄식한 뒤 철수할 수밖에 없었다.

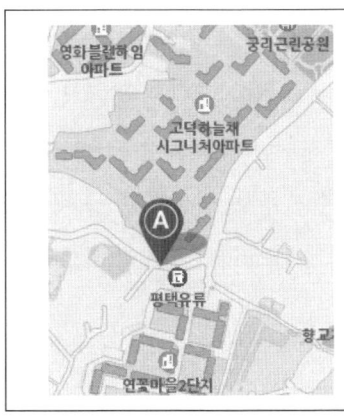
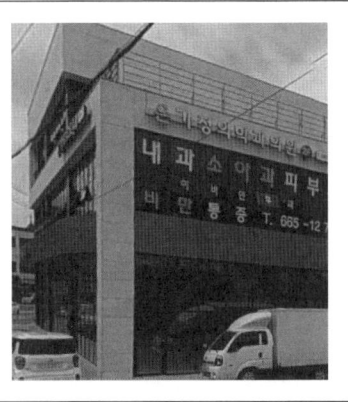

병원(A)은 2개 아파트 중간에 위치했으며, 외부와 고립되어 있다.
출처: 국토지리정보원 지도

신축건물 2층에 개원한 가정의학과. 현재 2인 전문의 진료 중이다.

후일 이곳 개원이 궁금해서 인터넷으로 검색을 해 보니 그해 여름에 가정의학과 전문의 여의사가 개원했고, 또 수개월 뒤에는 내과 전문의 여의사가 추가로 등록되어 2인 진료를 하고 있었다. 개원 후의 변화 과정에 대해 관찰해 보니, 개원 후에 추가 공사를 했던 흔적이 보였다. 코로나19 엔데믹 기간에 동선 분리 공사를 한 것이다. 일반진료 동선과 분리하여 코로나, 독감, 감기진료는 1진료실에서, 일반진료는 2진료실에서 대표원장이 이동하면서 환자들을 진료했고, 3진료실은 내과 원장 진료실이었다. 이 같은 시도가 지역 주민들에게는 안전하다는 인식을 심어 줘, 굳이 평택 시내로 갈 필요가 없다는 후기도 있었다.

다음으로 많은 환자들의 원활한 접수를 위해 '똑닥' 예약 접수와 '키오스크'에 의한 접수와 수납이 이루어져, 젊은 층이 많은 이곳 환자와 보호자들부터 호응을 받았다고 했다. 면 단위의 '동네병원'에서 여의 원장님의 섬세함과 디테일이 돋보이는 시도였다. 이를 기반으로 진료 유형도 급여진료 외에 다이어트, 영양 수액 주사, 발톱 무좀 등 비급여 진료도 많이 이루어져 수익성이 좋아지게 됨에 따라 병원이 빠르게 안착하게 된 것으로 보고 있다.

결과적으로 이렇게 병원이 빠르게 자리를 잡고 성장한 데에는 무엇보다 입지가 절대적이라 본다. 이런 자리는 '우물쭈물'하지 말고 단박에 계약을 진행해 자기 물건으로 만들기 위해서는 남들보다 앞선 정보력과 실행력이 요구된다.

PART 03.

최근의 여의(女醫) 개원 사례

 2020년도 기준, 국내 여의사 수가 34,240명으로 비율로는 26.5%를 차지하고 있다. 이 비율은 이전 연도에 비해 점차 증가 추세이며, 앞으로도 더 증가할 것으로 예측된다. 이는 2021년 전국 의대 입학자 중 여학생 비율이 35.1%로 이미 35%를 넘어섰으며, 향후에도 여자 의대생 비율은 이 수준 이상이 될 것으로 분석되었다[45]. 반면 개원가에서 여성 의료인의 진료과목은 편중되어 있는데, 한국여자의사회에 따르면 내과, 소아과, 산부인과, 가정의학과 등 4개 진료과목에서의 여성 전문의 비율은 56.4%로 절반을 넘었다고 한다. 그러나 이들 여의사는 산부인과를 제외하고는 개원의보다는 봉직의가 월등히 많은 게 현실이다[46].

 그러나 지난해(2023년) 국세청이 공개한 '100대 생활업종 사업자 데이터분석'에서 여성 사업자 비율이 가장 많이 증가한 업종 'TOP 5' 중 산부인과가 2위, 피부과가 5위를 차지하는 등 '개원의'도 여의 비율이 점차 높아지고 있는 추세에 있다.

---

45 이지훈, 2021. 09. 07., *여의사 많아진다… 2021 의대 입학 여학생 3,099명 역대 최다*, 에듀진, www.edujin.co.kr

46 국세청에서 공개한 '실생활 밀접 100개 업종 사업자 데이터분석'에서 2022년 기준 사업자 성별이 산부인과(52.8%)와 신경정신의학과(78.8%)를 제외한 모든 의료기관에서 남성의 비율이 80% 이상을 차지하여 성별 불균형이 상당히 심하다고 분석했다. 특히 일반외과의원과 성형외과, 이비인후과 등은 90%를 넘었다고 조사되었다.

최근 5년('18년~'22년) 100대 생활업종 성비 변동 감소율 TOP 5

진료과 (의원)	2018년 말			2022년 말			성비 변동	감소율 순위
	남성	여성	차이	남성	여성	차이		
산부인과	59.2	40.8	18.4	52.8	47.2	5.6	-12.8	2위
피부과	87.7	12.3	75.4	84.4	15.6	68.8	-6.6	5위

　최근 2022~2023년도 수도권에 개원한 2천여 의원을 전수조사한 결과에 의하면, 복수의 여의사만으로 진료, 운영하고 있는 병원이 다수 눈에 띄었다. 이하 최근에 개원한 복수 진료의 여의(女醫) 의원 3곳의 성공적 개원 사례를 들어 보고자 한다.

4인 여의 진료 '아이블리소아청소년과'

　수원시 영통구 망포동 대단지 아파트를 배후에 둔 대로변에 대형 복합 메디컬 건물 2곳이 신축되었다. 지난 2021년과 2022년에 각각 완공된 건물에는 작성일 기준 총 25개의 각과 의원들이 개원해 있다. 두 건물에 입점한 '미용의원'만 해도 5곳이나 된다. 그만큼 구매력 있는 의료 상권이었다. 두 건물 중 늦게 완공된 '망포역 플래티넘 베이스' 빌딩 5층에 4인 여의 진료 소아청소년과가 최근(2023년)에 개원한 것이다.

수원 영통 지역은 삼성전자 생활권이어서 젊은 층이 많아[47], 이 건물 반경 800m를 기준으로 기존 소아청소년과가 7곳이나 있으며, 모두 원장 1인 진료로 1곳을 제외하고는 개원한 지 10년이 넘었다. 이곳에 4인 진료의 대형 '소청과'가 들어섰으니 기존 경쟁 병원들은 긴장할 수밖에 없었을 것이다.

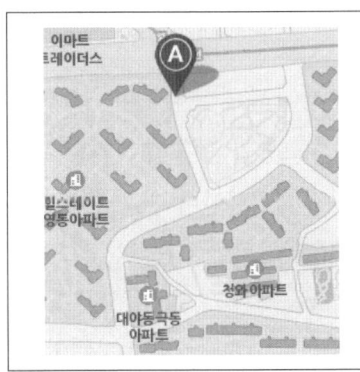

아이블리소아청소년과(A) 반경 800m 내에 경쟁 '소청과'가 7~8곳 있다.
출처: 국토지리정보원 지도

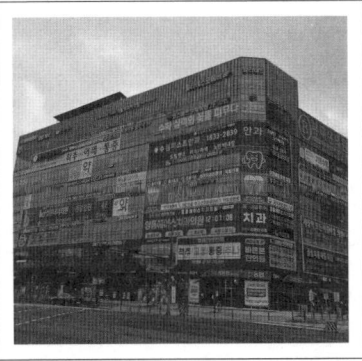

아이블리소아청소년과가 입점한 건물이다. 옆 건물과 합하면 총 25개소의 의원(치과, 한의 포함)들이 입점해 있다.

저자는 수차례 이 신축 빌딩을 둘러보았다. 최근에 지어서인지 건물 외관과 내부가 너무 깔끔했다. 신설 '아이블리소아청소년과'는 5층 엘리베이터 앞에 위치해 있으며 대기실 공간은 충분히 넓었으나 항상 소아환자들과 보호자들로 붐비고 있었다. 병원 옆으로는 부설로 운영하는 발달 센터가 있으며, 그 옆으로 소아치과, 약국 순의 동선으로 짜

---

47 '영통구'는 수원에서 '젊은 부촌'으로 통한다. 행정안전부의 주민등록 인구 현황에 따르면 2023년 11월 기준 영통구의 평균 연령은 38.7세다. 전국에서 세종시(38.6세) 다음으로 젊다. (2024. 1. 18., 조선일보 참고)

였다. 주변 1인 진료 '소청과'보다 진료 환경이 월등히 우수한 것이다.

네이버 리뷰에도 '친절하고 쾌적한 병원'이라는 평가가 주류였고 "각종 검사를 할 수 있어 동탄에 있는 아동병원까지 가지 않아도 된다", "진료실이 4개나 있어 빠르게 진료를 볼 수 있어 좋았다", "바로 옆에 약국이 있어 편리했다" 등의 후기가 많았다.

이와 같이 단기간의 좋은 평판과 진료 성과는 여성 특유의 섬세하며 뛰어난 공감 능력을 장점으로 소아환자 수요층이 많은 이 지역의 랜드마크 건물에서 시설 규모와 의료진 인력을 대형화하여 단숨에 이 지역 소아 의료 시장을 장악한 것이다. 최근의 개원 기피과 1순위를 무색게 한 도전이었던 것이다.

4인 여의 진료로 성장한 '미올린의원'

지난 2020년 여름에 지하철 1호선 수원 화서역 1번 출구 건너편 10층짜리 건물에 피부미용의원이 개원했다. 저자는 수년 전에 이 지역에 한동안 거주한 적이 있었기에 이 건물에 관심이 많았는데, 어느 날 2층 창문 양면에 개원 안내 현수막이 한동안 부착되어 있었고 이후 1~2개월 후에는 창문과 벽면 전체가 고급 소재로 마감된 것을 보았다. 공정상 내부 인테리어 공사를 하기 전에 외부 공사를 먼저 한 것이 범상치 않았던 것이다. 개원 2~3개월 전부터 이러한 표시를 했으니 지하철을 이용하는 수많은 고객들에게 개원 전에 충분히 홍보하는 효과를 보도록 기획한 것이었다. 더구나 가시권이 좋은 코너 건물의 2층이어서 주목도가 뛰어나, 개원도 하기 전에 '대박'을 예감할 수 있었다.

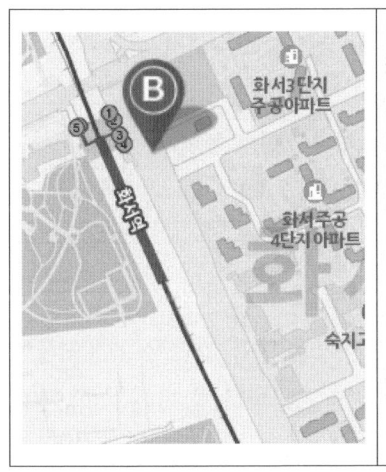
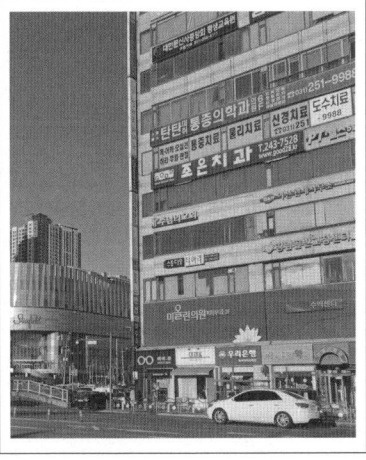

미올린의원(B)은 화서역 건너편에 위치했으며, 위쪽으로 스타필드 수원점이 2024년 1월에 오픈한다.
출처: 국토지리정보원 지도

10층 건물 2층에 위치한 미올린의원. 외벽 전면 전체가 보라색으로 인테리어되어 있다.

'미올린의원'은 개원 시에는 가정의학과 전문의 여의사 2인 진료로 시작한 후, 8개월여 경과 후에는 3인으로, 이제는 4인 여의 진료로 성장했다. 단기간 비약적인 발전을 이뤘던 것이다. 이 같은 성장 요인은 무엇보다 탁월한 입지에 있다고 보다. 즉, 지하철역 앞, 대규모 환승 주차장 옆, 조만간 들어설 '스타필드 수원' 인접 등 입지적으로 '트리플크라운'을 달성한 신의 한 수 자리로 보였다. 저자는 최근에 '미스터리 쇼핑[48]'으로 이 병원 환자들이 건물 입구로부터 2층 병원에 올라가는 경로를 한동안 살펴보았는데 건물 안쪽에 있는 엘리베이터는 거의 이용하지 않았고, 대부분 입구에 위치한 계단을 이용한다는 점을 알았다. 구축 건물이어서 계단이 높지 않아 이용에 편리했던 것이다. 이 병원 대표 블로그에 표시된 아래 문구가 진심임을 느꼈다.

"머무는 시간이 특별하고 편안하도록 환자의 편의, 동선, 작은 부분까지 배려하는 미올린이 되도록 항상 노력하고 있습니다."

최근에 인터넷 지도 로드뷰로 관찰해 보니 이 병원은 종전 업종인 식당, 카페 등 2~3개 점포를 통합한 것으로 보여, 기존 업소에 지불한 '바닥권리금[49]'도 상당수 있었을 것으로 짐작된다. 그러나 이젠 그 비용의 수십 배 가치를 창출한 병원이 되었다. 미래 전망도 밝다. 조만간 '스타필드 수원'이 개점되면 이 병원은 더욱 성장할 예감이다. 성공 개원을 위한 모든 요인 중에서 입지가 가장 으뜸임을 보여 준 사례로 꼽고 싶다.

---

48 '미스터리 쇼핑(mystery shopping)' 또는 '암행 평가'란 고객으로 가장한 심사·평가원이 직접 매장이나 영업장을 방문하여 고객 경험을 얻은 뒤 그것이 사전에 기대한 평가 기준에 얼마나 부합했는지 평가하는 경영평가 활동의 한 방법이다. 이때 고객을 가장한 평가원을 미스터리 쇼퍼(mystery shopper)라 부른다.

49 권리금은 영업권리금과 시설권리금, 마지막으로 바닥권리금 총 3가지로 나뉜다. 이 중 바닥권리금은 상가 위치 또는 입지, 상권의 이점을 넘겨주는 권리금을 말한다. 권리금은 임대인과 임차인이 진행하는 것이 아닌, 기존 임차인과 새로운 임차인 간에 진행된다.

2인 여의 진료 '여의유항외과'

서울 여의도는 대한민국 금융 중심지다. 많은 은행, 증권회사들이 밀집되어 있다. 여의도 주거인구도 3만 3천 명 정도 된다. 이 지역에 2인의 여의 진료 외과가 최근(2023년 5월)에 개원한 것이다. 병원 명칭은 '여의유항외과'로 '여의'도에서, '여의'사가, '유'방외과, '항'문외과라는 뜻을 담아 정한 것이라고 한다. 그동안 여의도에는 외과의원이 2곳 있었는데 모두 남성 원장으로, 한 곳은 개원한 지 20년이 넘었고, 두 곳 모두 '치질' 수술은 하지 않았다. 이런 틈새시장을 파고든 것이다.

특히, 여의도 증권가에는 장시간 앉아서 사무 작업을 하는 직장인이 많다. 오래 앉아 있는 자세가 치핵을 유발하거나 악화시키는 요인 중의 하나이기 때문에, 여의도 지역 바쁜 직장인 여성과 주거 여성 주민을 주 타깃으로 유방질환, 항문질환을 중심으로 갑상선 검진과 일반적 외과질환, 수액주사, 보톡스 등 진료를 하고자 개원한 것이다.

장소는 증권가 한복판에 위치했으며 신축건물이었다. 저자는 최근에 한번 들러 보았는데, 건물 입구에서 병원까지 찾기가 어려운 것 외에는 대체적으로 진료 환경이 우수했다. 같은 층에 미용의원과 층 약국도 있었다. 인테리어도 깔끔하면서 고급스러웠고, 직장인을 위해 점심시간에도 진료를 하고 있었다(병원 점심시간은 오후 2~3시). 인터넷 평가 후기 또한 호평 일색이어서 아마도 빠르게 자리 잡을 것 같아 보였다. 앞으로의 발전을 기대해 본다.

PART 04.
양수 개원의 유형별 사례

　수도권에선 마음에 쏙 드는 병원 자리 찾기가 참으로 어렵다. 이미 상권이 좀 형성되어 있는 대로변이나 역세권에는 어김없이 다양한 진료과목 병원들이 빼곡히 들어차 있어 틈새가 거의 없어 보인다. 이에 여러 가지 사정으로 양도하는 병원을 양수하여 개원하는 것이 대안이 될 수 있는데, 실제로 양수받은 후 어떤 결과를 보이는지에 대해 제한적이나마 저자가 실제로 컨설팅한 사례들을 중심으로 소개해 보고자 한다.

근거리로 이전 예정인 병원을 양수 계약한 사례

　2010년대 초, 밤늦게 한 통의 전화를 받았다. 전화를 거신 원장님은 분당의 한 병원을 양도받기 위해서 권리계약을 한 후, 원만한 승계를 위해 양수 병원에서 단기간 근무 중이라고 하셨다. 그런데, 알고 보니 양도 원장님이 인근으로 옮기신다고 한다. 거리를 물어보니 바로 옆은 아니고 약 300m 정도 떨어진 곳이라고 하시며 계약 시에는 구체적인 이전 장소는 공개하지 않았고, 환자는 모두 인계하고 간다고 해서 계약한 것이라고 했다.

그 당시 저자는 "인수 환자가 많은 상태에서 그 정도 거리면 분명히 타격이 있을 겁니다"라고 답변했었다. 그때 전화기 너머로 들려오는 원장님의 한숨 소리가 어렴풋이 기억에 남아 있다. 그다음 대화 내용에 대해선 기억에 없으나 당시 원장님의 안타까움과 절박함은 대단했을 것이다. 이와 같이 병원 양수 시에는 양도 원장의 양도 사유가 타당한지를 한 번 더 체크해서, 옮겨 가는 자리가 애매한 경우에는 직접 현장 답사를 해 보는 절차를 거쳐야 하는데, 양수 원장님은 이를 간과했던 것이다.

잘되는 '소청과'를 양수했으나, 1년 만에 떠난 사례

　2010년대 초반, 평소에 2번이나 저자와 인연을 맺어 7~8년간 성공적으로 '소청과'와 일반과를 운영하셨던 50대 초반 원장님은 어느 날 자문을 구해 왔다. "○○시에 개원 중인 대학교 후배 원장이 인근 지역으로 분양을 받아서 나가는데, 그 병원을 양수받는 게 어떤지?"에 대한 문의였다. 당시 양수 대상 '소청과'는 동일 건물에 내과, 이비인후과가 있었으며, 2인 진료로 운영할 정도로 환자가 많았었다. 옮겨 가는 장소는 신규 아파트 단지로 현재의 병원에서 약 2km 정도 떨어져 소아환자 특성상 도보로는 갈 수 없는 위치였으며, 양도 후배 원장은 선배에게 권리금을 많이 받지 않고 양도하겠다는 제안을 받았다고 하기에 저자는 양수하는 게 좋겠다고 찬성을 했었다.

그 당시는 '개인정보보호법'이 시행되기 전이어서 환자 차트는 모두 넘겨받았으나, '소청과' 상호는 양도 원장이 가져가는 조건이었다. 그러나 양수 개원 후 환자는 급감했다. 우선 병원 명칭과 내부 분위기가 바뀌었고, 이전 젊은 원장이 50대 원장으로 바뀌어서 내원 소아환자와 보호자들이 낯설어했다. 그리고 주변 지역에서도 많이 내원했었는데 옮겨 간 양도 원장의 병원으로 차량으로 이동해서 진료받는 현상이 발생했다. 이후 8개월여 경영난이 계속되자 권리금 없이 겨우 양도하고 빠져나올 수 있었다. 소아과 특성상 내과와는 달리 병원을 쉽게 바꾸려는 경향이 강한 특성을 간과해, 결국은 "인수받은 환자 절반은 빠진다"라는 개원가의 통설이 틀리지 않음을 확인시켜 주는 사례가 됐다.

잘되는 내과를 양수받아 계속 유지한 사례

2010년대 후반, 충남지역 공단 배후지에서 5~6년여간 내과를 개원 중인 S 원장은 출퇴근 거리가 너무 멀어 체력도 달렸고 매년 증가하는 세금 문제도 있고 해서, 1일 평균 100명 이상을 보는 알짜배기 내과를 양도하기로 마음을 먹었다. 당시 주변 여건은 3천 세대 정도의 주택들이 있었고 공단에서 유입하는 환자들이 많은 지역이었으며 경쟁병원으로는 입원실을 운영하는 '일반과'가 1곳 있어 서로 공존하는 관계였다. 이 내과 개원은 저자가 컨설팅한 것이지만, 양도는 원장님이 직접 거래 제약업체와 하게 되었는데, 제약업체 입장에서는 원장이 바꾸면 거래처도 떨어져 나갈 가능성이 크기에 아마도 양도 성사에 사활을 걸었을 것이다.

이후 어느 날 억대의 권리금을 받고 가정의학과로 양도되었다고 연락이 왔다. 사실 이 내과는 실평수 37~38평 정도로 적었고, 인테리어도 이미 감가상각이 다 되어 자산평가로는 권리금을 많이 받을 수 없었으나, 누적 환자 데이터가 많았고 수익성이 좋아 큰 금액으로 성사가 된 것이었다. 이후 양수 원장은 기존 환자를 100% 흡수하기 위해서 먼저 평판이 좋았던 이전 내과 이미지를 유지하고자 종전 간판과 사인 몰을 한동안 교체하지 않았다. 그리고 종진 3명의 긴호직원을 고용 승계 했었고, 진료 패턴, 처방 약, 친절도 등도 동일하게 유지하려는 노력을 많이 했다고 한다. 아마도 거래 제약업체의 밀착 '코칭'이 있었던 것으로 짐작된다.

양수 이후 3년여 경과 시점에 한번 들러 대기실 분위기를 보니까 여전히 붐비고 있었다. 아마도 양수 원장은 최초 진료 시부터 1일 100명 이상을 보았으므로, 지불한 권리금이 하나도 아깝지 않았을 것이다.

이와 같이 주변 환경 변화가 없는 상태에서 성업 병원을 양도하게 되면 양도 프리미엄이 많이 붙는 반면, 실패 병원을 정리할 때는 양도에도 실패하고 원상회복까지 해야 하는 손실을 보게 되는 것이 개원가의 냉혹한 현실이다.

발 빠른 양수 진행으로 이전한 정형외과

2010년대 중후반, 경기도 화성시 '병점중심상업지'에 있는 정형외과(병점1로 221)가 '메디게이트'에 양도 매물로 나왔다. 양도 정형외과는 6층은 외래, 5층 일부는 입원실로 운영했었는데, 5층 소유주가 본인이 사용하기 위해서 명도를 요구해 와 양도하게 된 것이었다. 외래환자도 상당히 많았던 양도 매물을 본 P 원장은 현재 수원에서 개원 중인 병원(세지로 279-1)을 접기로 하고 양수 검토와 판단을 일사천리로 진행했었다.

당시 P 원장은 수원에서 가장 규모가 큰 시장의 하나인 '못골종합시장'에서 2~300m 떨어진 애매한 장소에서 개원하여 고전하고 있었다. 저자는 개원 7~8개월 경과 시점에 P 원장님을 만나게 되었는데, 이전에 인근 종합병원에서 근무했었고, 젊은 건물주의 적극적인 권유로 확신 없이 정한 것이라 했다. 몇 차례 미팅을 거치면서 현재의 병원 입지가 어떤지에 대해서 객관적인 평가를 받고 좀 더 끌고 가야 하는지, 아니면 과감히 옮겨야 하는지에 대한 고민을 많이 한 후, 옮기기로 결심이 선 시점이어서 이 양도 물건을 '전광석화'처럼 신속하게 진행할 수 있었다.

'병점중심상업지' 내 이 장소는 기존 정형외과 1곳이 이전해 버려 경쟁 병원이 없었고, 주변에도 많은 아파트들이 계속 늘어나고 있어 현재의 환자 수나 장래성 모두 이전 개원지와는 비교가 되지 않았다. 이와 같이 발 빠르게 진행한 결과 양수 후 5년이 지난 지금은, 월·토요일에는 1시간 이상을 대기해야 진료를 받을 수 있는 성업 중인 병원으로 성장했다. 이는 첫 개원의 실패를 거울삼아 전문가의 자문을 구하고, 더 좋은 입지를 판단할 수 있는 안목을 길러, 기회가 왔을 때 경쟁자보다 한 걸음 빨리 진행하는 '실행력'이 지금의 성공 병원으로 안착하게 된 주요인이라 본다.

여러 번 바뀐 병원을 양수받아 자리 잡은 사례

2000년대 후반, 인천 지하철 부개역 북쪽 출구에서 약 500m 거리 삼거리 코너에 위치한 2층 병원(수변로 74)이 양도 매물로 나왔다. 이 건물의 1층은 지역 농협, 2층은 상가, 3층 이상은 주택인 '주상복합건물'이었다. 저자는 신축 때부터 2층 병원을 컨설팅했었는데, 그동안 '일반과(GP)→일반과(GP)→일반과(Ped)'로 3번 바뀌었으며, 마지막 소아과 원장님이 지방으로 내려가신 상태에서 권리금이 없이 매물로 나온 것이었다. 당시 이 건 양도는 1층 약국에서 진행했는데, 가정의학과 전문의 원장님이 계약을 해서 진료를 다시 시작하게 되었다고 연락이 왔다.

이 병원을 무권리로 양수한 원장님은 이 지역 대학 출신의 젊은 의사로 이전 50~60대의 일반과 원장과는 차별화하여 '○○가정의학과'로 전문성을 표방했고, 수년간 꾸준히 진료한 덕분에 지금은 완전히 자리를 잡았다고 한다. 돌이켜 보면 이전까지 3명의 원장이 바뀐 셈인데, 그동안 잘되었을 때도 이런저런 사정으로 수차례 바뀐 것이지, 자리가 나빠서가 아닌 것이었다. 이전 원장님들 모두 저자가 컨설팅을 했기에 그 내막을 너무나 잘 알고 있어서다. 따라서 "안되는 병원이 별수 있겠어?" 하는 선입견을 버리고 객관적 입지와 그간의 사정을 좀 더 세밀하게 살펴보려는 시도가 필요하다고 본다. 일반적으로 잘 안되는 병원을 양수받은 경우에 그 이미지를 탈피하지 못해 양수 후에도 고전하는 경우가 많은데 이와 같이 예외적인 사례도 있는 것이다.

PART 05.

병원 했던 자리는 명당자리?

유명했던 자리로 이전하여 더 성장한 한의원

2022년도에 발간된 『나는 한의원에서 인생의 모든 것을 배웠다』의 저자 전대성 원장은 순자산 마이너스 6,000만 원에서 시작해 직원 수 25인의 한의원을 만들기까지의 이야기를 이 책에 담았는데, 지금의 성공한 한의원은 양수 개원을 해서 이루어진 것이라고 했다. 2012년, 부산 동래에서 첫 개원한 전 원장은 한 단계 도약하고자 다른 입지를 찾던 중, 양정역 앞에 위치(연수로 5)한 1일 100명이 넘는 큰 한의원이 매물로 나왔는데, 양도 원장이 부산의 다른 장소로 이전하게 되어 모든 환자와 권리를 다 가져가는 대신 시설비조로 6,000만 원만 지불하는 조건으로 나온 매물이었다.

그러나 차트 0번에서 시작해야 하는 신규 개원과도 비슷한 것으로, 다시 바닥에서 시작하는 리스크를 안고 있었다고 한다. 또 양도 매물로 나온 한의원은 일반적이지 않은 7층에 위치했는데, 양도 원장은 대학병원에서 교수 경력이 있으신 분으로, 뇌 질환을 전문으로 보는 한의원이어서 부산 전역에서 오는 중풍이나 파킨슨병 등의 환자들이 많았다고 했다. 양도 원장이 워낙 유명한 분이어서 선뜻 그 자리에 들어

가려는 사람이 없어, 처음에 2억 원에 나왔다가 6,000만 원까지 권리금이 떨어졌던 것이다. 이에 전 원장은 그 자리가 가진 저력을 믿었다고 한다. 하루 100명씩 환자를 본다는 것은 그 원장님의 역량도 뛰어나지만, 한의원의 입지도 그만큼 좋다는 것을 의미한다고 생각했던 것이다.

그리고 현재의 첫 개원지에서 4년 동안 3배 이상 매출을 끌어올린 자신을 믿었다고 한다. 비록 환자층은 다르지만 충분히 해 볼 만한, 승산이 있는 싸움이라고 생각한 끝에, 양도 원장과 계약을 한 후 2번째 개원을 시작했고, 이후 현재의 입원실을 포함하는 3개 층을 사용하는 대규모 한의원으로 성장했다고 한다. 덧붙여 이 책에는 언급이 없었지만, 위치가 역 출구 바로 앞에 있어 접근도가 좋아 이전 개원지의 환자들도 다시 오게 할 수 있었고, 그동안 양도 한의원에 내원했던 환자들도 100%는 다 따라가지 않는 만큼, 양수 원장의 진료에 만족하면 그대로 잔류시킬 수 있는 '유명세 자리' 효과도 보았을 것으로 짐작된다.

비어 있던 자리에 개원해, 4인 진료로 성장한 이비인후과

2014년경, 저자는 서울 신도림역 2번 출구 쪽에 있는 이마트 옆 건물(새말로 89) 5층에 10년 가까이 개원을 유지하였던 이비인후과 원장님을 양도 건으로 만난 일이 있었다. 당시 이 병원은 '귀' 수술 전문이었으며 진료를 하지 않는 상태여서 시설 권리금도 없었다. 내부는 실 55

평 정도의 비교적 넓은 면적이었으며, 인테리어 상태도 양호했었다. 이비인후과 입지로도 인접해 있는 신도림역 2번 출구 앞으로 여러 노선으로 가는 마을버스들이 많이 있었으며, 주변에 아파트 등 주택과 오피스 건물도 많아 충분히 성공할 수 있는 입지라 판단했다. 저자는 내심 양도 원장님이 혼자서 수술 위주로 진료를 했었기 때문에, 외래 환자의 대기 관리와 진료에 어려움이 있었을 것이라 짐작했다.

이런 자리는 수술과 외래 둘 다 해야 하기 때문에 최소 2인 진료 시스템으로 운영해야 성공할 수 있을 것으로 판단해, 공동 개원 의향이 있는 이비인후과 봉직의 한 분에게 이곳을 안내해 개원할 것을 권유해 보았으나 고개를 '갸우뚱'하고는 재연락이 없었다. "전임 원장 1인 진료도 잘 안되어 내놓은 것인데, 나라고 별수 있겠어?" 하는 뉘앙스였다. 이후 건물주가 어떻게든 이비인후과를 유치시키려고 의사 커뮤니티에 광고를 내곤 했으나 유치하지 못했다.

이로부터 약 7~8여 개월이 경과한 후에 하나이비인후과 네트워크 관계자로부터 자사 브랜드로 병원이 개원하게 되었다는 연락을 받았다. 연유인즉, 이 동네에 거주하여 주변 환경을 잘 알고 있던 이비인후과 의사님이 평소 지나가면서 이 건물을 유심히 본 것인데, 인테리어도 다 되어 있었고, 건물주도 적극적이어서, '밑져야 본전' 식의 유연한 생각을 갖고 개원했다고 한다. 결과적으로 이 병원은 이제 4인 전문의 진료로 대성장을 이루었다.

예상대로 개원 초기부터 외래환자가 많아 2인 진료를 했고, 이후 환자가 더 늘어나니 병원 공간이 좁아, 개원 2년 후쯤 건물 2층에 있던 중국 식당이 나가게 되어 이곳에 5층 면적보다 더 넓게 대형 수술 센터를 세팅했다. 그리고 2층 창문 전체를 진료내용 등으로 선팅하여 이 건물 근처에만 와도 이비인후과가 있음을 쉽게 식별할 수 있도록 했다. 의료진도 3인으로 보강했었는데, 이젠 4인 전문의 진료 체제로 크게 성장한 병원이 되었다. 결과적으로 거저 줍다시피 한 물건이 '대박' 물건이 될 것을 원장님은 사전에 조금이나마 예상했을까?

3인 내과가 이전하여 비어 있던 자리에 개원한 검진내과

비교적 최근에, 경기도 남부권에 있는 '동삭지구'에 배후 1만여 세대 이상을 흡수할 수 있는 국도변 건물(동삭로 384) 2층에서, 3인 진료의 내과가 약 400m 떨어진 신축 메디컬 건물(동삭동 386-26)로 이전하게 되어, 기존 내과 자리가 임대로 나왔다. 이 지역은 대규모 택지개발지구로서 상권의 변화가 심했는데 상업지가 본격적으로 개발되어 3인 내과가 이전한 것이다. 이에 이전한 건물에는 다시 병원을 유치하고자 "내과, 가정의학과, 이비인후과, 소아과 대환영" 문구의 큰 현수막이 한동안 게시되어 있었다. 저자는 이 지역에도 1개의 일반과의원을 컨설팅한 적이 있었기 때문에, 다시 내과가 들어와도 될 것이라는 생각을 했었다.

왜냐하면 이 동삭지구 전체가 완성되면 2만 세대 가까이 되고 주변에 공단도 있어, 이 정도 진료권이면 내과 3~4곳이 생길 것이라 보았던 것이다. 특히 이 내과 건물은 인근의 기아자동차 공장 등 공단 직원들이 주로 이동하는 대로변이어서 '가시성'이 뛰어났고 내과 건물 뒤로 연결되어 있는 아파트도 무려 7천 세대나 있어, '접근성'에서도 3인 내과가 이전한 장소에 밀리지 않는다고 보았다. 이후 임대 현수막은 상당 기간 게시되어 있었는데, 나중에 이곳에 내과가 다시 개원했음을 인터넷 검색을 통해 알게 되었다.

홈페이지를 열람해 보니 이전한 내과와 동일하게 5대 임 김진 시스템으로 경쟁력을 갖췄고, 처음엔 1인으로 출발했으나 이후 2인 진료로 성장했다. 이후 현장을 한번 방문해 보니 대기 환자가 이전에 비해 줄지 않은 듯했다. 눈에 띄는 것은 건물이 적어, 협소한 주차장 문제를 해결하기 위해서 인근에 '제2 주차장'을 설치했다는 점이다. 현장을 가 보니 이전에 공지였던 토지를 확보해서 3층 치과와 함께 전용 주차장을 아담하게 건설한 것이다. 결국은 옮겨 간 자리에 이처럼 강력한 경쟁자가 진입했으니 이전한 3인 진료 내과도 긴장할 수밖에 없게 되었다.

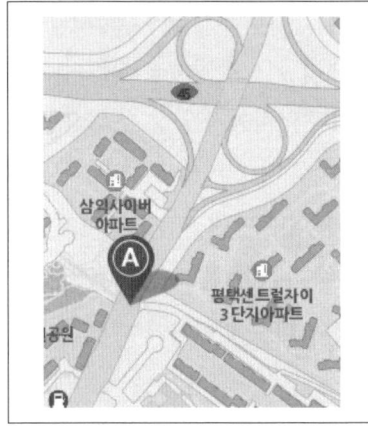 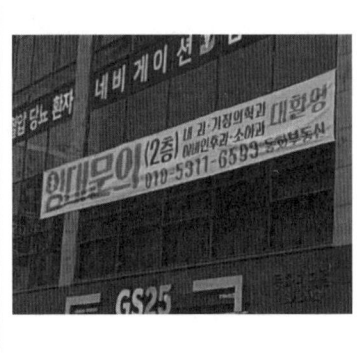

내과(A)는 외곽에서 평택 시내로 진입하는 주 도로 변에 위치해 있다.
출처: 국토지리정보원 지도

3인 진료 내과 이전 후에 걸린 임대문의 현수막이다.

PART 06.

장수 병원 탄생 스토리

지난해(2023년) 국세청에서 공개한 '100대 생활업종 사업자 데이터 분석'에서 의료기관 사업자의 평균 존속기간은 8년 9개월로 조사되었다. 전문과목별로는 최장 15년에서부터 최단 7년까지 배 이상의 차이를 보이고 있으나, 생각보다 개원 기간[50]이 길지 않았다. 이에 저자가 오랫동안 입지 컨설팅을 한 병원 중에서 한 장소에서 20년 이상 개원을 유지한 장수 병원 4곳(단, 1곳은 18년 차)의 탄생 스토리를 소개해 보고자 한다.

지역 강자 인근에 개원해 망한 원장의 교훈

1996년도 즈음, 첫 개원에 실패한 내과 J 원장을 만났다. 당시 원장님은 서울 강서구에 소재한 모 종합병원에서 봉직의로 근무 중 알게 된 의료기기업체 직원의 소개로 첫 개원지를 정하게 되었다고 했다. 장소는 경기도 파주시 문산읍에 있는 시장 입구였는데, 당시 시장에는 내과 전문의는 없었고, 대신 그 지역에서 유명하신 50대 중반의 일

---

[50] 이비인후과의 존속기간이 15년 2개월로 가장 길었고, 내과·소아과 14년 10개월, 안과 14년 6개월, 산부인과 13년 6개월, 일반외과 12년 5개월, 신경정신과 11년 7개월, 일반의원 10년 1개월, 피부비뇨기과 8년 1개월 순이었으며, 성형외과가 7년 3개월로 가장 짧았다. (출처: 국세청, "국세데이터 분석을 통해 생활밀접 업종의 동향을 읽다!" 보도참고자료 발췌)

반과 원장님이 내과 계열 환자들을 거의 독점으로 보고 있어, J 원장은 이 병원보다 더 좋은 위치인 시장 입구 코너 건물 2층 미장원 자리를 권리금을 주고 인수해서 개원했다고 했다. 그러나 개원 후 수개월이 지나도 1일 20명대의 저조한 환자 수를 보여 부득이 병원 문을 닫고 새로운 자리를 찾고자 저자를 만났던 것이다.

당시 J 원장은 내과 전문의여서 경쟁 병원으로 가던 환자들이 "개원하면 당연히 내게 오겠지" 하는 기대를 했으나, 경쟁 병원은 여전히 붐비고 있었고, 시간이 지나도 그쪽 환자들은 본인 병원으로는 거의 오지 않았다고 했다. 중간에 업체를 통해 알아본 바로는 그 지역에서 경쟁 병원 원장의 말이 환자들에게 '법'과 같이 절대적이어서, 새로 개원한 내과에 대해서는 '아직 어려서 실력이 없다'는 식으로 부정적인 말을 반복적으로 했다고 했다. 이에 본인은 시간이 지나도 환자가 늘지 않아 "개원은 원장이 전문의인지 아닌지보다는 환자의 충성도가 더 중요하다"라는 이치를 깨닫고 6개월 만에 미장원 권리금을 포함하여 수천만 원의 금전적 손실을 보고 조기에 병원 문을 닫게 되었다고 했다. 당시로는 큰 금액이었던 것이다.

이제 새로운 개원지를 찾기 위해서, 약 2개월 동안 서울시 전역을 집중적으로 돌아다녔는데, 주로 J 원장이 운전을 하고 저자가 조수석에서 안내를 하는 방식이었으며, 추천하는 장소에 가까이 갈 때마다 "이 지역에서 유명한 병원이 어딥니까?" 하곤 물어와, 유명 병원과의 거리가 가까우면, '전문과목이 무언지'를 묻지도 않고, 차 핸들을 돌려 버

리곤 했었다. 전문과목이 다르더라도 내과를 진료과목으로 하는 모든 병원들을 경쟁 병원으로 인식하는 것이었다.

이러한 과정을 여러 차례 거치면서 저자는 마침내 강동구 암사사거리 코너 건물(올림픽로 775) 1층을 추천하게 되었다. 그때엔, 배후에 있던 현대아파트가 모두 철거되어 비어 있었고, 신규 입주는 3년 정도를 기다려야 하는 상황이었다. 그러나 장기적으로는 건물 앞으로 지하철 역사도 들어설 예정이고, 배후 3,000여 세대의 아파트가 입주하면 최고의 명당자리가 될 수 있을 것으로 보았다. 또한 당시에는 대로변 인근에는 병원이 없어, 왕복 4차선 도로 건너편에서도 환자들이 올 수 있는 여건이어서 단기적으로도 나쁜 자리가 아니라 판단했다. 이에 J 원장은 이곳에서 조금 떨어져 거주하고 있는 이모님에게 자문을 구했다.

"우리 동네는 유명한 병원은 없고, 잘되는 병원은 '○○가정의학과' 한 곳밖에 없어!"라는 이모님의 답을 듣고 500m 이상 떨어진 그 병원을 도보로 체크해 본 결과, 개원 예정지와는 다소 거리도 있었으며 무엇보다도 그 병원이 대로변 안쪽 위치의 2차선 도로변에 있어 괜찮을 것이라 판단해 추천한 건물에 계약하게 되었다.

이후 J 원장은 그해(1996년) 가을에 개원했으며, 그로부터 4년이 채 지나지 않아 배후 3,000여 세대의 '선사현대 아파트'가 입주하여 병원도 안정기에 접어들 수 있었다. 또한 개원 3년 후에는 '암사역'이 개통하여 지하철 출구 바로 앞에 건물이 위치하는 행운도 따랐다. 이에 환자도 증가하여 3층도 병원으로 확장했으며, 1~2명의 봉직의와 함께 30년 가까이 한 장소에서 개원하고 있는 것이다. 이제 60대 중후반이 되었을 원장님은 과거 '지역 강자' 가까이에 멋모르고 개원해 실패한 사례를 반면교사 삼아, 그다음 개원에는 본인이 역으로 '지역 강자'가 되어, 이처럼 장수 병원이 된 것이다.

한결같은 치료 중심의 피부과

저자의 입지 컨설팅 초기인 1996년에 서울 강서구 '까치산역' 역세권(그땐 역이 개통되지 않음)에 있는 피부과 원장님으로부터 병원을 양도해 달라는 의뢰를 받았다. 당시 환자는 1일 60~80명 정도로 잘되고 있었으나, 지역 특성상 비급여 부문이 적어 강남 압구정으로 이전하게 되었는데, 양도 원장님은 레이저 환자를 강남으로 전원해 주는 조건을 내걸었다. 저자는 그 당시 이 건을 성사하고자 『의협신문』에 광고를 내어 양수 의향 피부과 L 원장님을 만나게 되었다. 당시 30대의 젊으신 분으로, 직전 개원에 실패를 해서 우울증에 걸릴 정도였다고 하셨다. 수일 내 검토를 끝낸 후, 양수 계약 시에 "이 건은 제 식구가 다 알아보고 결정했어요! 나는 그냥 떠밀려서 왔어요!"란 말을 들은 기억이 있다. 그 당시 원장님은 의기소침해 있었고, 대화도 거의 없었던 것으로 기억한다.

당시 원장님의 무뚝뚝한 응대에 다소 실망해 10년 이상 관심조차 두

지 않았다가 몇 년 전에 그쪽을 들른 적이 있었다. 현장에 도착해 보니 종전 건물에서 조금 떨어진 메디컬 건물로 이전하여 3층 병원에 올라가 분위기를 살펴보았다. 먼저 피부과 출입문 옆에는 서울시의사회의 '10년 연속 최우수회원' 엠블럼이 눈에 들어왔고, 병원 인테리어는 최근의 '미용의원'과는 달리 구식이었다. 대기실에는 많은 환자들이 가득 차 있어 흠칫 놀랐다. 돌아와 인터넷으로 검색해 보니, 병원 마케팅의 필수 도구인 홈페이지나 블로그도 보이지 않았으나, 네이버 리뷰에 900여 건의 후기가 달린 걸 보고 "아니, 원장님이 이 정도로 환자들에게 인기가 많았던 거야?"라는 탄식이 나왔다. 과연 그 이유가 뭘까? 리뷰 글들을 일일이 살펴본 결과 빈번하게 달린 유형의 글들은 아래와 같았다.

- 까치산에서 피부질환으로 피부과 찾으시면 여기 가세요. 거의 항상 대기가 긴 편이에요. 시간 넉넉히 잡고 가야 합니다.
- 사람이 많아 대기 시간이 긴 점이 아쉽지만 시술 위주의 요새 피부과들과 달리 피부질환을 잘 다뤄 줘서 좋음.
- 높은 평점 보고 방문했었습니다. 평가대로 과잉 진료 하지 않으셨고, 아버지께서도 높은 만족도를 보이셨습니다. 그래서 저는 별 5개 드립니다.
- 선생님도 너무 친절하시고 피부과 뷰티 쪽인 곳이 너무 많은데, 여긴 제대로 된 병원이에요!
- 이십 년 전, 어릴 적 기억엔 선생님이 설명이나 말 없이 다음 손님 받기 바쁘셨는데, 지금은 말도 많으시고 설명도 많이 해 주시고 그러시네요!

이와 같이 L 원장님의 성공 비결은 서민들이 많이 거주하는 이 지역에서, 미용 피부과와는 차별화하여 30년 가까이 한결같이 '질환' 중심의 병원을 운영해 온 꾸준함을 꼽고 싶다. 위의 마지막 댓글에서 보듯이 양수 초기의 소극적인 성향에서 환자들이 점차 늘어나자 환자 응대도 좀 더 적극적으로 변한 것으로 보였다. 병원 인테리어 또한 전통적인 평범한 스타일로 내원 환자들이 진료비 부담에 대한 우려를 불식한 점도 도움이 된 것 같았다. 지금과 같이 '치료' 중심의 피부과 찾기가 매우 어려운 현실에서, 30대에 이 병원을 양수받아 어느덧 60대가 된 L 원장님의 병원은 향후 전망도 밝아 보인다. 개원가에 경쟁자 진입이 거의 없는 영역으로 인식되기 때문이다.

망할 것 같은 의사는 없다!

　2006년경, 첫 개원에 실패하여 다시 개원하기 위해 저자를 만난 인하대 출신의 내과 원장으로부터 동료 한 분을 소개받았다. 학교와 의국 후배인 내과 K 선생이 최근 봉직의 생활을 끝내고 개원 자리를 찾고 있다고 했다. 그 후배는 학교 다닐 때부터 동료들 사이에 "너는 개원하면 망할 거야!"라는 놀림도 받았다고 한다. 또, 봉직의 때도 타의로 여러 병원을 옮겨 다녀야 해서, 부득이 개원할 수밖에 없다고 전했다. 이 후배가 망하지 않고 개원을 유지할 수 있는 자리가 있는지 알아봐 달라고 한 것이었다.

저자는 수일 뒤에 K 선생을 만나게 되었는데, 체격은 굉장히 왜소했고, 키도 작았고 말투도 좀 어눌해 보였다. 한마디로 '적자생존'의 개원가에서 살아남을 수 있을지 의문스러웠다. K 선생은 대화를 이어 가면서 초면의 저자에게 하소연하듯 이런 말을 했다. "사장님! 저는 결혼도 했고, 아이도 있어요!" "장남이라 부모님도 모시고 있어요!" "그동안 봉직의 생활하면서 모은 돈도 별로 없고 해서, 개원해서 가족들을 부양해야 합니다!" 당시 저자는 개원 준비 의사에게 초면에 이런 이야기는 들어 본 적이 없었다. 그 정도로 K 선생은 절박했고, 소박했고, 진실했었던 것이다.

저자는 내심 K 선생의 진심이 통할 맞춤형 개원입지가 어딘가에는 있으리라 생각했고, 그런 자리를 찾아 주는 게 내 역할이라 느꼈다. 저자는 평소 개원입지를 컨설팅하면서, 사람 보는 눈은 비슷하다고 보았다. 배후 아파트가 많은 신도시 중심 사거리 코너라면 대부분 '좋은 자리'라 탐내게 되고, 낙후된 지역에 낡은 주택들이 많고, 상권도 쇠락한 지역에는 아예 관심조차 두지 않으려는 심리가 동일하다는 점이다. 이에 곧바로 K 선생에 최적화된 개원입지가 있는지를 머릿속으로 '시뮬레이션'해 보기 시작했다.

먼저, "인하대학교 출신이니 인천으로 하자! 그다음으로 과거는 번창했으나, 상권 이동으로 지금은 쇠퇴하여, 장년, 노인 인구가 많은 인천 중구나 동구로 하자! 그곳에 신축건물을 찾아 보자!"라는 입지적 '포지셔닝'을 설정했다. 경험상 이런 유형의 지역에는 기존 개원 중인 원장님들도 노쇠한 분들이 많아, 젊은 의사가 들어가면 환자들에게 환영을 받고, '진상' 환자도 거의 없어 스트레스 없이 진료를 보지 않겠는가? 그리고 이런 지역에는 젊은 층도 다수 있으나 소아과, 이비인후과 등 전문과목을 표방하는 병원들이 거의 없어 연령층에 관계없이 많은 '감기과' 환자들을 볼 수 있을 것으로 예상했다. 결정적으로는 후일, 병원이 잘되어도 지역이 낙후하여 경쟁자가 더 들어올 가능성이 적은 점이 경쟁력이 약해 보이는 K 선생에게는 최적의 입지이기도 했던 것이다.

이렇게 가상의 '입지 구도'를 잡은 뒤 인천시 중구, 동구 2개 구의 주도로 동선을 따라 걸어가면서 건물을 찾기 시작했다. 수일 뒤, 마침내 중구 '신흥사거리'에 위치한 4층짜리 건물을 발견했다. 당시 2층 전체는 한의원으로 사용하고 있고 비어 있던 3층 절반 정도인 50평 정도를 사용하면 될 것 같았다. 주변 상권은 길 건너 '무늬'만 시장인 곳이 있었는데, 이곳 대로변에 입원실을 운영하는 병원이 한 곳 있어서 "땡큐!"였다. 왜냐하면 병원이 한 곳밖에 없으면 향후, 경쟁자가 진입할 가능성이 크기 때문이다. 내심 K 선생에 맞는 맞춤형 자리라는 확신을 갖고 연락한 후, 1주일 정도 검토를 거쳐 이곳으로 계약하게 되었다.

건물 계약 시에 K 선생은 또 말했다. "사장님! 여기서 은퇴할 때까지 뼈를 묻을 각오입니다!" 그야말로 개원에 임하는 각오가 남달랐다. 이제 개원한 지 어느덧 강산이 2번이나 바뀐 세월이 흘렀다. 후일 잘 된다는 소식을 간혹 듣기는 했으나, 궁금하기도 해서 수개월 전 토요일에 한번 가 봤다. 이 지역의 주변 환경은 예견한 바와 같이 20여 년 전과 비교해 별로 변한 게 없었다. '무늬'만 시장인 곳도 명맥을 유지하고 있었고, 경쟁 병원 한 곳도 입원실만 없앴을 뿐 그대로 운영하고 있었다. 오히려 배후에 있었던 낡은 아파트가 고층 아파트로 재건축되어 더 좋아졌다. 목적지인 병원에 들어서니 문밖에도 대기 환자가 있을 정도로 붐볐다. 장기간 성업 중인 이유로는 원장님이 친절하게 진료를 잘하시는 것에 가장 큰 이유가 있겠지만, 그에 못지않게 병원에 대한 기대치가 낮은 지역적 특성에도 있다고 보았다.

지금까지 30민 부 이상이 판매된 간다 마사노리의 『입소문 전연병』의 '입소문 상식 탈출' 편에서 "기대가 낮으면 작은 것으로도 고객은 감동한다. 그리고 입소문을 내기 시작한다. 하지만 기대가 높으면 고객은 어떤 멋진 서비스를 받아도 감동하지 않는다. 그저 청구된 돈을 지불할 뿐이다"라는 구절이 있다. "기대와 현상의 차이가 사람의 마음을 움직이는 것이다"로 이어지는 글을 연상해 보면, 당시 경쟁력이 약한 것을 자각한 K 원장이 '뼈를 묻는 각오'로 진료에 임했던 절박한 자세와 장·노년층이 많은 이 지역에서 희소한 '청년 의사'의 출현으로, 병원에 대한 기대치가 낮은 이곳 환자들에게 감동을 주어, 장기간 성공적으로 개원을 유지할 수 있었던 것이다. "개원하면 망할 것 같다"라는 동료들의 평판을 무색게 한 장수 병원 사례다.

알 박기 자리에 개원 중인 최고령 원장님

 지금으로부터 20년 전, 평소에 개원입지 관계로 수차례 자문을 해 드린 산부인과 원장님으로부터 한 통의 전화를 받았다. 그 원장님은 본인의 사부인 50대 후반의 외과 전문의의 개원지를 좀 찾아 달라고 말했다. 그 당시 부탁 말씀이 하도 진지해서 지금도 기억하고 있다. 오래되어 자세한 진행 과정은 기억이 나지 않지만, 영등포 신도림 방면 자택 인근에서 C 원장님을 만난 기억이 있다. 저자는 평소에 이런 의뢰를 받으면 미팅 전에 충분한 '시뮬레이션'을 한다. 그래야만 '원 샷 원 킬'의 좋은 결과를 얻을 수 있기 때문이다. "그 연령에 은퇴할 때까지 한곳에서 개원해야 한다! 옮기면 안 된다! '물치잡과'로 하루에 50~70명 정도는 봐야 한다!"라는 입지 설계를 했던 것이다.

 그리고 "주변 상권이 크게 변화하면 안 된다. 변화하면 경쟁자가 어김없이 치고 들어온다. 또한, 출퇴근 거리는 1시간 내여야 하고, 다른 중심 지역보다 떨어져 고립되면 좋겠다. 교통이 불편하면 더 좋다. 중심지로 빠져나가기가 어려우니까" 등등의 입지 구상을 마치고 미팅을 했다. 당시 C 원장님의 첫인상은 체격도 좋았고, 권위도 있어 보였다. 처음이자 마지막으로 안내한 장소는 안산시 '수암동'이란 곳이었다. 자택으로부터는 대략 20km 거리여서 적당했다. 이곳은 국도 대로변에는 이미 일반과가 1곳 있었으나, 도로 안쪽 배후에는 많은 단독 주택들이 들어서고 있었고, 대로변 건너편에도 병원이 없어 이곳으로 건너올 수 있는 구조였다. 2곳이 충분히 공생할 수 있다고 보았다.

당시 안내한 장소는 대로변에서 한 블록 안으로 들어온 2차선 사거리 코너(수암1길 7)로 막 준공한 주상 건물의 2층으로 실 60평 정도로 비교적 넉넉했다. 그때 맞은편에는 이 지역의 유일한 마트가 막 개점을 해서, 이 사거리가 지역 핵심 '알 박기' 자리가 될 것으로 예상했다. 아무튼 원장님은 이 장소에 개원을 하셨다. 카카오 지도 상세보기에는 개업일이 2003년 4월로 되어 있어, 지금으로부터 20년 이상 한곳에서 운영하고 계신 것이다.

저자는 최근에 30년 가까이 입지 컨설팅을 하면서 성사한 병원들 중, "지금까지 개원을 유지하고 있는 최고령 원장님은 누굴까?" 하고 생각해 보니 바로 C 원장님이셨다. 20년이 지난 지금 연세가 아마도 70대 중후반일 것이고, 앞으로 10년간 더 하시면 80대 중후반이 된다. 100세 시대에, 90대 가까이 30년 이상 한 지역에서 개원을 유지하는 원장님은 과연 얼마나 될까?

PART 07.
다양한 개원 실패 사례들

강한 소아청소년과 옆에 개원한 이비인후과

 2006년경, 저자가 경기도 평택 장당지구 초입 건물(청원로 1220) 2층에 '소청과'를 컨설팅한 적이 있었다. 처음에는 원장 1인 진료였으나 점차 환자가 늘어 2인 진료로 일요일 오전에도 진료를 했었다. 그리고 한때는 3인 진료를 할 정도로 성업하여 비어 있던 옆 호실을 확장하기도 했다. 얼마 뒤, 이 병원으로부터 2개 건물 건너뛴 건물(송탄로 66) 2층에 이비인후과가 개원했다는 소식을 들은 후 상당 기간 지나서 현장을 가 보니 벌써 병원이 없어졌다. 이렇게 빨리 사라져? 하는 의구심을 품고 그 연유를 알아보기로 했다.

 이 지역은 그 당시 배후 신규로 들어온 아파트는 약 3~4천 세대였고, '소청과' 건물 길 건너편에 구축 아파트 2천 세대 정도가 있었다. 당시 주변에 들어선 상가들은 유동 인구가 별로 없는 베드타운이어서, 활성화되지 않아 상가 공실이 많았던 것으로 기억하고 있다. 그러나 좀 더 확장해서 보면, 지하철로는 급행 전철도 정차하는 '서정리역'이 있었고, 비교적 큰 재래시장도 있어 안과, 재활의학과 등 전문과목 의원들이 많았던 지역인데 이비인후과는 없었다. 그런데 이 병원이 지역 중심 상권에 위치하지 않고 왜 베드타운 지역을 선택했는지 궁금했다.

아마도 그 원장님은 잘되는 '소청과'가 인접해 있어, 이비인후과가 더 경쟁력이 있다고 판단했을 것이나, 이곳은 영유아 인구가 많았고, 상대적으로 주간 활동 인구가 부족한 베드타운 지역에서 공휴일과 일요일에도 진료하여 충성도가 강한 '소청과'로의 환자 쏠림 현상을 간과한 것이 실패의 원인이었던 것으로 판단된다. 또한 "잘되는 지역 강자는 피해라!"라는 개원가의 통설을 무시했고, 입지적으로 경쟁 병원이 잘되면 잘되는 이유가 있고, 안되면 안되는 이유가 있는데, 그 내면적 이유를 제대로 파악하지 않았던 것도 실패의 한 원인으로 보였다.

저자는 최근에 이 지역을 다시 둘러보았다. 아직까지도 이런 좋은 상권에 이비인후과가 없으니 그동안 눈여겨본 신축 중인 건물의 공정이 궁금해서였다. 그런데, 서정사거리에 다가가자마자 "이비인후과 개원 예정"이라는 대형 현수막이 눈에 띄었다. 이 건물(이층동 463-45)은 1층이 재활의학과, 2층은 치과, 3층은 안과였는데, 안과가 인근으로 확장 이전하게 됨에 따라, 이곳에 들어온 것이다. 저자는 무릎을 치면서 "아! 여기에 개원하면 성공할 거야!"라고 탄식했다. 돌이켜 보면, 폐업한 이비인후과는 바로 옆의 잘되는 '소청과'만을 의식하지 말고 지역 전체의 상권을 좀 더 넓게 보고, 중심지인 서정사거리 인근에서 개원했으면 성공했을 텐데 하는 아쉬움이 있다.

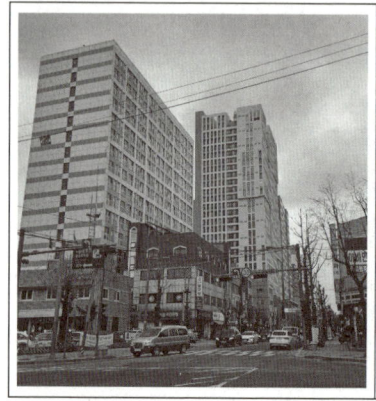
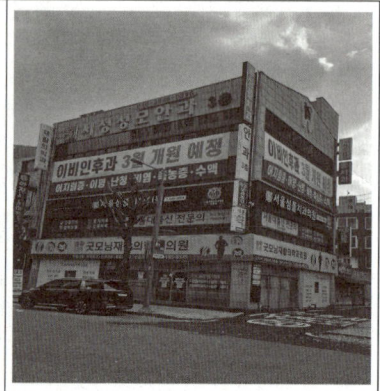

최근에 '서정리사거리' 주변에 고층 건물이 많이 들어섰다.

3층 안과가 이전한 장소에 걸린 개원 안내 현수막이다.

신도시에 선점한 일반과의 최후

경기도 시흥시 '시흥능곡역'이 2018년도에 개통된 후, 2020년부터 본격적으로 역세권 개발이 시작되었다. 그즈음, 지하철역 3번 출구 라인으로 건물들이 속속 들어서게 되었는데, 대로변에서 100m 정도 안쪽으로 들어간 아파트 정문 앞 건물(능곡군자로 54)에 일반과의원이 개원했다. 당시 신고한 진료과목으로는 '가정의학과, 내과, 비뇨기과, 산부인과, 성형외과, 소아청소년과, 외과, 피부과' 등 전 과목이었으나 주로 비급여 중심의 진료를 한 것 같았다. 이후 대로변으로 점차 단과 의원들이 속속 개원했는데, 전문의 5인 진료의 척추관절병원을 필두로 해서 이비인후과, 소청과, 내과(투석), 안과, 산부인과, 외과(대장항문), 정신과, 피부미용과, 정형외과 등 10여 개 병의원들이 들어선 것이다.

이제 이 역세권은 '상전벽해'가 되었는데, 과연 선점한 일반과는 생존할 수 있을까? 더욱 놀라운 일은 일반과 바로 옆 건물(능곡군자로 50)에 또 다른 일반과가 2개 층(1층은 '도수치료실')으로 개원한 것이다. 물론 후발 일반과의 개원 시점이 선점 일반과가 폐업한 이후인지는 분명치 않지만 실로 놀라운 현상이었다.

저자는 평소 신도시에서 역세권의 개원입지는 주도로 변에 위치해야 하며, 전문진료과로 개원해야 한다고 주장했다. 이는 안쪽 위치에서 전문진료과가 아닌 일반과로 개원하면 나중에 주변 건물들이 완공된 후에는 진문과목 병원들이 예상보다 더 많이 개원하여 결구은 경쟁력을 상실하여 폐업하게 되는 현상을 많이 보아 왔기 때문이다. 이들 신도시는 특성상 젊은 층이 많아 병원에 대한 기대치가 높아, 진료의 전문성, 친절, 규모, 시스템 등을 모두 갖춘 병원들만 살아남는 '강자생존' 현상이 강한 지역인 것이다.

물론, 이면에는 건물주나 시행사 측에서 인테리어 지원과 장기간 렌트 프리 등의 '미끼'를 던지지만 어디까지나 이런 지원들은 입지 선정의 2순위가 되어야 한다. 저자가 수개월 전에 이곳을 둘러보았는데, 2곳 모두 문을 닫았으며 1층 약국도 한동안 유지하다가 모두 문을 닫고 말았다. 이런 경우에는 개설 원장이 가장 큰 피해를 봤겠지만, 시행사 또는 건물주와 약국 등 이해관계인들도 피해를 입게 되어 사안에 따라 소송까지 가는 불미스러운 일도 가끔 벌어지기도 하므로 주의를 요한다.

위와 유사한 패턴으로 개원한 일반과 사례가 또 있다. 수도권의 한 택지개발지의 근생 지역 사거리 코너 신축건물에, 40대 중후반의 소아청소년과 전문의가 일반과로 개원한 사례다. 종전의 개원지에서는 '소청과'로 개원하여 비교적 많은 환자를 보았으나, 평소 만성질환, 비만 등 성인 진료에 관심이 많아 이곳에서 일반과로 개원했었는데, 본인이 '소청과' 전문의이기 때문에 가까이는 경쟁과가 안 들어올 것으로 예상하고(진료실 내에는 '소청과' 전문의 표시를 함) '두 마리 토끼'를 잡으려고 했었는데, 개원 6개월 뒤 바로 옆 신축건물이 완공되면서 이 지역 출신 '소청과' 젊은 원장이 개원한 것이다. 그리고 1년여 후에는 300~400m 떨어진 중심 상업지가 개발되어 이곳에 각과 전문과목 병원들이 대거 개원함에 따라 이 지역의 의료 상권의 중심이 그쪽으로 쏠리게 되어 기존 내원 환자들도 점차 이탈하게 되었다.

이와 같은 주변 환경 변화로 인하여, 간호직 1명으로 겨우 유지하고 있으며, 2년여 경과한 시점에도 소아환자는 물론 성인환자도 별로 없는 어려운 상태에 처해 있는 것으로 보였다. 이 과정에서 이 병원의 지역 평판도 좋지 않아 앞으로도 마땅한 출구도 없는 답답한 상황이 계속되고 있어 안타까웠다.

기타 실패 사례들

사례 1. 길 건너 내과보다 더 좋은 자리였으나 조기 폐업한 원장

2,000년대 초, 처음으로 개원하는 내과 원장은 이 지역에 거주하는 거래 제약회사의 소개로 개원지(갈현로 15)를 정하고, 기존 식당에 권리금을 수천만 원을 지불한 후, 경쟁 내과 면적(실평수 25평)에 배가되는 공간에 고급스러운 인테리어로 개원함. 개원 후, 1일 150명 정도 보는 경쟁 내과(갈현로16)의 환자는 줄어들지 않았고, 신규 내과는 1일 20명 대를 벗어나지 않아 개원 8개월 만에 폐업한 것임. 당시 경쟁 내과 환자는 상당수가 다른 지역에서 온 환자들이었으며, 신규 내과에 대한 견제를 매우 심하게 했다고 함. 또한 신규 내과 건물에는 약국이 없어 길 건너 경쟁 내과가 있는 대형 약국으로 가야 하는 구조였음.

사례 2. 지하철역 출구 앞 빌딩에 개원했으나 조기 폐업한 이비인후과

2005~2006년경, 지방에서 올라온 50대 초중반의 이비인후과 원장이 서울 당산역 1번 출구 바로 앞 빌딩(당산로 231) 3층에 개원함. 당시 이 건물에는 1층엔 스타벅스, 상위층에는 치과, 비뇨기과, 산부인과 등 3~4개과가 있었음. 개원 이후 6개월 동안 1일 평균 환자 30~40명 박스권에서 벗어나지 못해, 계약 기간 2년을 채우지 못하고 중도에 폐업하였음. 다른 과로 양도를 시도하였으나 실패하여, 계약 잔여 기간의 월세, 원상 복구 비용 등을 공제하고 보증금만 겨우 돌려받았음. 당시 금전적 손실이 억대에 달했다고 함. 돌이켜 보면, 대로변에 지명

도 있는 경쟁 이비인후과(양평로 64)가 있는 상태에서 흘러가는 지하철 승하차 유동 인구에 '혹'해 개원한 점이 패착이라고 봄.

사례 3. 실패한 원인도 모르고 폐업한 내과

2010년 이전, 서울 강서구 대로변 코너 건물(강서로 205) 3층에 40대 후반 내과 원장이 실평수 40평 규모로 개원함. 당시 1층에는 대형 약국이 있었으며 배후에는 엄청난 다세대, 빌라가 밀집한 곳이어서 기대가 컸으나 개원 후 5~6개월이 경과해도 1일 환자는 20~40명대를 유지하여 조기에 폐업한 사례임. 원장님도 실패 원인을 파악하지 못한 듯함. 그러나 지금의 시점에서 보면 5대 검진으로 주변 내과와 차별화해서, 좀 더 끌고 갔으면 상황이 달라졌을 것으로 보임. 현재는 대로변 주변에 내과가 2개 정도 더 생긴 상태이지만 입지는 이곳이 가장 좋은 듯함.

사례 4. 생활 동선 반대쪽에 개원하여 폐업한 소청과

2000년대 초, 서울 영등포역 뒤쪽에 2,500여 세대의 '푸르지오 아파트'가 입주함에 따라, 역으로 통하는 아파트 후문 앞 건물(영신로 19길 30-3)에 '소청과' 여 원장님이 개원하게 됨. 당시 아파트 정문 쪽에는 이미 '소청과'가 2곳이나 있었으나 이를 소개한 후문에 있는 부동산에서 "이 아파트 유동 인구의 80%는 후문 쪽입니다!"라는 말에 '혹'해서 결정했다고 함. 그러나 주민들의 생활 동선은 정문 쪽이었고 결국 이 '소청과'는 버티다 7개월여 경과 후 폐업함. 반면, 정문에 위치한 '소청과' 2곳은 지금까지 개원 중에 있음.

사례 5. 약국과의 관계 악화로 매입한 병원을 떠난 원장

2010년대, 충남 ○○시에 소재한 한 아파트 단지 상가에 일반과로 개원한 40대 초반의 가정의학과 전문의 원장. 상가 3층 해당 호실을 매입했는데, 서울에서 출퇴근했었기 때문에 진료 시간에 늦게 병원에 도착하는 일이 빈번하였음. 이에 오전에 기다리던 환자들이 약국에 불만을 표시하였고, 이에 약국 약사가 출근 시간을 지켜 줄 것을 원장에게 몇 차례 요청하였으나 시정이 되지 않아, 결국엔 약국도 오전에는 문을 열지 않는 태업을 함. 이후 오전 진료 환자들의 처방약을 조제할 약국이 인근에 없어, 외래환자 감소로 이어졌으나 이의 해결을 위한 상호 간 소통이 없어 결국 병원 문을 닫게 됨.

PART 08.
인상 깊은 컨설팅 사례들

'넘사벽' 원장이 개원한 곳에 나타난 현상

건보진료비 전국 4위권 가정의학과 원장

2000년대 어느 날, 저자는 개원 자리를 좀 알아봐 달라는 가정의학과 원장님을 만나게 되었다. 당시 40대 초반의 K 원장님은 약사 사모님과 같이 나오셨다. 일단 원장님의 첫인상이 너무 좋았던 기억이 난다. 원장님은 서울대학교 출신으로 직전에 강원도 모 군지역에서 5년 정도 개원했었는데, 그 당시 외래 기준으로 건강보험진료비 청구액이 전국 4~5위를 했다고 했다. 지적인 이미지의 미남형에, 점잖으며 온화한 말투에 저자도 환자라면 이 원장님에게 진료받고 싶은 느낌이어서, 충분히 전국 랭킹에 들 만하다고 생각했다. 한마디로 '넘사벽' 원장이었다.

당시 원장님은 특별히 원하는 유형의 입지 조건은 없었고, 부부가 같이 할 수 있는 자리면 좋겠다고 했다. 결과적으로 딱 한 곳만 보여 줬고, 그곳에서 개원했다. 개원지는 안양시 호계동에 있는 호원초등학교 건너편에 있는 왕복 2차선 골목 코너 건물(지금의 평촌 퍼스트 아파트 210동 위치) 2층이었다. 당시 1층은 중형 규모의 약국이 있었고, 2층은 비어 있었는데, 실평수 55평 정도로 넉넉했다. 그러나 주변 진료권 브리핑에 어려움이 있었는데, 지금은 대규모 아파트 지역으로 변했지만, 당시에는 건너편 학교 뒤에 있는 아파트와 빌라, 다세대 모두 합쳐 봐야 2천 세대가 채 안 되었다. 그러나 아파트 위쪽으로 외곽순환고속도로 건너편에 있는 '호계중학교' 방면 약 1천 세대에도 병원이 없어 고속도로 밑 횡단보도를 지나 이곳으로 올 수 있는 숨어 있는 세대가 있긴 했다.

브리핑을 받고 나서, 원장님은 반신반의하는 눈치였다. 저자는 내심 "이런 골목 사리는 외부에서 들어와 진료받을 확률은 적고, 골목 내 인구도 호계시장 방면으로 나가서 진료받으려는 경향이 강하지만, 만약 K 원장님과 같은 분이 이곳에 개원하면 강력한 구심력을 발휘해, 길 건너 세대뿐만 아니라, 소문에 의해서 외부 지역에서도 역으로 이 골목 병원으로 오려는 환자도 많을 것이다!"라는 상상을 해 봤다. 원장님은 이곳을 다녀가신 후, 한동안 연락이 없었다. 아마도 부부가 같이 할 자리를 다른 경로를 통해서 찾아다니신 것 같았다. 이에, 포기하고 있었는데 어느 날 연락이 왔다. "그동안 이곳 약사님도 만났고, 여러 번 돌아보곤 했는데 한번 해 보려고 합니다."

개원 후의 변화들

병원 개원 후 한참 지나서 호계시장 입구에 있는 한 대형 약국의 약국장으로부터 연락이 왔다. 이 약국장님과는 동갑으로 평소 알고 지내는 사이였다. "사장님, ○○가정의학과를 사장님이 소개했다고 하던

데, 우리 건물에도 이런 원장님 같은 분을 좀 소개해 주세요!"라고 말하면서 "여기서도, 그 병원에 진료받으러 가시는 분이 많이 있어요! 줄 서서 기다려도 그 병원에만 가려고 해요!" 이후, K 원장님과 통화한 적이 있었다. "내과 중심으로 진료를 했고, 1일 평균 진료 인원은 100명이 좀 넘고, 수탁 검사업체에 지불한 금액이 월 몇백만 원인데, 업체 얘기로는 내과 평균의 1.5배 수준이라고 합니다."

다른 경로로 들은 한 환자의 진료 체험담도 이색적이다. "원장님이 청진기를 내 몸에 갖다 대면 아픈 게 다 나은 느낌이에요!" 이와 같이 '넘사벽 원장'이 개원한 곳에서 나타난 현상들을 보면서, "하루 100명 보는 의사는 산꼭대기에서도 100명을 본다"라는 개원가의 통설이 새삼 떠올랐다.

고객 만족의 끝판왕 '양 원장'

2000년도경, 저자는 서울의 한 병원에서 외과 전문의 양 원장님을 만나게 되었다. 개원지를 좀 찾아 달라는 것이었다. 본인은 조선대학교 출신으로 직전에 부산의 한 시장통에서 6~7여 년간 개원했었는데, 주변에 있는 7~8개 병원들 중에 환자를 제일 많이 봤다고 하시면서, 병원들이 많이 있는 '물 반, 고기 반'인 곳이 좋다고 하셨다. 이에 잘된 비결을 물어보니 "친절이 제일이지요. 다른 건 필요 없어요. 부산 환자에게는 부산 사투리, 전라도 환자에게는 전라도 사투리를 했지요. 진료 끝나고 나갈 때 어르신 분들에게는 일일이 손잡고 인사했지요!"라고 말했다. 그래서 본인은 표준어가 없다고 했다. 마치 앞으로 충청도에서 개원하면 충청도 사투리도 기꺼이 쓸 기세였다.

진료 결과에 대해 환자에게 설명한 후에는 각 일간지에 게재된 건강, 의료 기사를 질환별로 분류, 복사해서 해당 환자에게 보충 설명 자료로 드렸다고 했다. 환자들의 눈높이에 맞춘 시도였던 것이다. 그러면서 빙그레 웃었는데, 웃는 모습이 마치 탤런트 백일섭의 젊은 모습과도 같았다. 큰 체구에, 순박한 인상에서 나오는 너털웃음이 동네 아저씨 같기 때문이다. 이후 저자는 부신에시의 개원 장소와 유시한 형태의 시장통을 알아봤다. 경기도 부천시에서 인천시로 진입하는 초입에 있는 일신동 '부일종합시장'을 선택하고 시장 내의 중심상가(일신동 107) 2층을 소개했었다. 당시 이곳 시장은 2만 명이 먹고살 수 있는 큰 시장이었다. 이에 반해 전문진료과 병원은 전무했고(나중에 '소청과' 1곳 생김), 일반과만 4~5개 있는 그야말로 '일반과' 천국 지역[51]이었다.

이에 원장님은 흡족해서 개원했었고, 특유의 개원술을 발휘해서 다년간 성공적으로 병원을 운영했다. 한마디로, 어디에 개원하든 '고객 지향적 마인드'로 철저하게 무장해 현지 적응력이 탁월하신 분이셨다. 후일, 자택과 조금 가까운 곳으로 저자가 재차 컨설팅하여 이전했는

---

51 '부일종합시장'은 일신동 5천 세대와 부개1동 일부인 3, 4천 세대를 진료권으로 하며, 약 2만 명이 이 시장을 이용한다. 시장 내에는 '소청과' 1곳 외에 5곳의 '일반과의원'이 있었으나, 1곳이 최근 폐업하여 지금은 4곳이 있다. 의사 인력은 2인 진료 1곳이며, 나머지는 1인 진료 의원이다. 면허종별로는 가정의학과 전문의 4인, 마취통증과 1인이다. 현재 부개사거리와 부개역 주변에는 정형외과, 재활의학과, 여성의원이 각 1곳이 있으나 내과, 이비인후과는 전무하다.

데, 경기도 양주시 백석읍에 있는 신축 사우나 건물(양주산성로 564) 1층을 소개했었다. 여기서도 원장님은 '물치잡과'로 개원해, 특유의 친화력으로 많은 환자를 보았고, 이곳에서 수년간 운영하시다가 양도한 후 다음으론 대형 요양병원으로 개원했다. 이젠 좀 더 큰 규모의 병원을 경영하고 싶었을 것이다.

절망 속에서 재기한 청년 의사

앞 '제2장 이론, 원리 편'에서 위반건축물로 동네병원을 개설하지 못한 가정의학과 전문의의 사례를 언급했었다. 30대 후반인 O 원장은 첫 개원에 경쟁자에게 밀려서 실패하고 나서 저자를 만났다. 그래서 서울 지역에서 독점으로 볼 수 있는 골목 요지(상도로22길 44)에 입지를 정했던 것인데, 모든 준비를 끝내고도 '불법건축물'로 개원을 못 한 것이다. 이 일이 터지자 O 원장은 처음 1주일 동안 구청장실에 가서 호소도 해 보고, 나중에는 감사원에도 긴급 민원을 넣어 봤지만 소용이 없었다. 이후에는 직전의 실패한 기억도 떠올라 3일 동안 울기만 했다고 했다. 그리고 마침내 저자에게 전화를 한 것이다. "사장님! 이제 저는 다시 취직하려고 합니다. 새로 구입한 장비를 처분하려 하니 의료기업체 좀 알아봐 주세요!" 모든 것을 포기한 듯한 목소리였다.

저자는 이 전화를 받는 순간 그간의 사정을 잘 아는 터라 대답을 못 하고 잠시 침묵했다. 학창 시절부터 집안이 어려워 고시원 총무 생활을 하는 등의 고생 끝에 서울의 명문 의과 대학을 나와 전문의가 되었는데 첫 개원에 실패한 후, 이번에는 개원조차 하지 못해 깊은 절망감에 빠져 있을 모습을 생각하니 가슴이 먹먹했다. 더구나 이번에는 은행에서 9,000만 원을 대출해 자금을 마련했던 것이어서 안쓰러운 마음이 더 컸다. 그대로 따를 순 없었다. 순간적으로 수많은 생각이 머리를 스치면서 대답했다.

"원장님이 다시 봉직의로 가게 되면 근무하면서도 계속 피해의식이 남아 있어요! 다시는 개원하기는 어려울 것 같은데, 한 번 더 생각해 보세요!"
"내가 10년 이상 이 일을 하면서 원장님보다 더 어려운 처지에 있는 경우도 봤는데, 돈 없이도 개원할 수 있어요! 직원 있겠다, 장비 있겠다, 나머진 내가 방법을 찾아 볼게요! 조금만 더 기다려 보세요!"

그리고 특유의 시뮬레이션을 하기 시작했다. 당시 신혼인 O 원장은 신도림역 2번 출구 쪽에 있는 신축 아파트로 이사 와, 이곳에서 출퇴근하려고 했었다. 마침, 수개월 전에 이 아파트 대로변 단지 상가를 분양받아 약국을 운영하고 계시는 부부 약사님이 2층에 병원을 좀 넣어 달라고 하셔서 한두 번 직접 만난 적이 있었던 것이다. 그때엔 이 도로변에는 병원들이 없었다.

저자는 다음 날 아침 일찍 그곳으로 가서 주위를 다시 한번 살펴본 결과, 약국 2층 상가(새말로 93)보다는 약국으로부터 150m 정도 떨어진 신축건물(새말로 79) 1층이 눈에 확 들어왔다. 임대 안내 전화번호가 있어 문의해 보니, 실면적 20평으로 보증금 5,000만 원에 월세 220만 원이라고 했다. 월세가 좀 비쌌으나 대안이 없었다. 이어서 약국에 들어가 약국장님에게 심각한 표정으로 말을 꺼냈다. "약사님! 제가 다른 곳에 컨설팅을 했는데, 사고를 쳐서 그곳에서 개원할 수 없게 되었어요! 마침 이 아파트에 사시는 젊은 원장님이 약국에서 조금 떨어진 장소에서 개원을 하려고 하는데, 보증금과 인테리어 비용 7,000만 원만 좀 빌려주세요! 제가 보증 설게요!"라고 부탁했다.

이어서 "나중에 약국과 병원 사이에 건물이 생기면 둘 다 함께 이전하거나 약국만 가까이 오시면 되잖아요!"라고 하자 약사님은 긍정적으로 받아들이면서 원장을 직접 만나 보고 결정하겠다고 하셨다. 이후 원장님에게 이 제안을 전달했고, 바로 집 앞에 개원할 수 있다는 희망에 곧바로 약사님을 만났다. 그리고 즉석에서 6,000만 원을 차용해 주시기로 했다는 연락을 받았다. 이후 저자는 당시 병원 인테리어 공사를 여러 번 소개했던 30대의 젊은 한 사장을 현장에서 만났다. "한 사장! 내가 사고를 쳐서 원장님이 인테리어를 두 번 하게 되어 자금이 많이 부족한데, 1천만 원에 공사를 좀 해 봐요!"

이어서 "병원 안에 화장실도 설치하고, 냉난방기와 문짝, 커튼, 장등은 이전 병원에서 갖고 오고"라고 하면서 구체적인 작업 지시도 했다. 그리고는 "아무리 저렴하게 해도 1천만 원에는 못 할 테니, 초과하는 건 끝나고 정산해서 나한테 청구해요! 내가 줄게요!"라고 말했다.

사실, 한 사장은 본인은 설비, 아내는 도배, 부친은 목수로 집안끼리 모든 공정을 완성할 수 있는 구조여서 다른 병원 공사에 견적을 넣을 때도 가장 낮은 금액으로 시공할 수 있는 업체임을 잘 알고 있었던 터였다. 이후 한 사장은 믿을 수 없을 정도로 훌륭하게 공사를 잘 마무리했고, 저자에게 추가 공사비는 청구하지 않았다. 그러나 후일 병원이 옆 신축건물로 확장 이전하면서 그 공사도 하게 되어 그때의 손실을 만회했었다.

이곳 개원에 임박해서 저자는 개원 안내 전단지를 자비로 제작하여 인근 3,000여 세대에 직접 돌리기로 마음먹었다. 배포일은 개원일(일요일) 전인 주말을 택했다. 경험적으로 주말 공휴일에는 건물 청소 아주머니가 나오지 않아 '일사천리'로 배포할 수 있었다. 병원 바로 뒤에 있는 27층짜리 1,300여 세대 아파트 꼭대기 층부터 각 세대 출입문에 전단지를 부착하는 방식이었다. 인근 아파트, 오피스텔이나 상가, 식당에도 전단지를 돌렸다. 이틀간의 작업을 끝내자 월요일에는 걷지 못할 정도로 다리가 아팠으나 "이제, 내 할 일은 다 했어!" 하는 안도감으로 마음은 홀가분했다. 돌이켜 보면 저자는 오랜 기간 이 일을 하면서 이처럼 직접 전단지를 돌린 적은 5~6번 정도밖에 안 된다. 그만큼 그때의 O 원장 사정이 절박해서 물러서면 낭떠러지에 떨어질 것 같은 인생의 '변곡점'에서 나온 자발적 행동이었던 것이다.

이 덕분인지 개원일에 50명대를 봤다고 연락이 왔다. 경험상 이 숫자면 출발이 괜찮은 편이었다. 이후에는 개원 5~6개월 동안 이 실적을 유지하다가 어느 날부터는 1일 80~100명 선으로 급증했다. 이후 환자 수는 떨어지지 않았고, 수년 동안 계속 유지되었던 것으로 기억하고 있다. 근무에 임하는 자세도 남달랐다. 우선 아침에 1시간 정도 일찍 나와서 실내 청소부터 했다고 한다. 간호원에게는 저녁에 청소하지 말고 그냥 가라고 하고는 화장실까지 청소한 것이다. 기억을 더듬어 보면 그때 직원 2명은 개원 시부터 수년간 계속 근무했다는 이야기를 들은 것 같다. "원장님이 직접 화장실 청소까지 하시니 미안해서라도 나갈 수 없어!" 하는 마음이지 않았을까.

개원 3년이 조금 지난 시점에 O 원장은 퇴근 후 당시 마포구 합정역 앞 저자 사무실을 찾아와 저녁 식사 때 말했다. "사장님! 사장님 덕분에 취직 안 하고, 집 앞에 개원하게 되어, 마지막이란 심정으로 정말로 열심히 했어요! 3년 동안 대출금 다 갚고, 세금 다 내고도 4억을 저축했어요! 감사해요!"라고 말하면서 노래방에 함께 갔다. 당시 둘이 어깨동무하면서 목청껏 노래를 불렀던 기억이 난다. 이래서 인생은 "끝날 때까지, 끝난 게 아니다"라고 하지 않았던가.

고기 잡는 방법을 전수받은 내과 원장

2005년경, 수도권에 있는 한 대학병원에서 소화기내과 전임의 과정에 있는 S 선생과 개원지를 찾기 위해 만나게 되었다. 이전에 첫 개원을 한 적이 있으나 부친이 정해 주신 입지가 나빠 실패해, 이번에는 꼭 성공하기 위해 학교 동향 선배로부터 소개받아 미팅한 것이다. 당시 S 선생은 월 1회 정도 만나서 같이 병원 자리를 보러 다니자고 제안해, 이에 저자가 수락하면서 이 기간 동안 대략 10번 정도 같이 수도권 남부, 서부 일대를 돌아봤다. 그때는 GPS 서비스가 되지 않아, 지도책을 복사해서 직접 현지에서 입지를 설명하는 방법으로 현지 임장을 했던 것이다.

예컨대, 어느 장소에서 만날 때, 주변의 내과와 경쟁과들의 분포를 표시한 지도를 넘겨주면서, 잘되는 병원들의 잘되는 이유, 안되는 병원들의 안되는 이유 등을 실명했으며, 마지막으로 이곳에 신축 중인 건물로 안내하여, 이곳에 개원하면 어떤 결과가 있을지를 같이 '피드백'하는 방식이었다. 이러한 과정을 1년여 동안 반복하면서 둘의 관계는 깊은 신뢰가 형성되었고, 자연스럽게 자리를 보는 눈도 '일취월장'으로 발전했음을 알 수 있었다. 이런 과정을 거치면서 S 선생이 저자를 부르는 호칭도 처음에는 '사장님'이었으나 어느 순간부터 '사부님'으로 바뀌었다. 이 호칭은 개원 후 업체 직원 등 다른 분과 같이 있을 때도 서슴없이 사용했다. 아마도 첫 개원에 입지가 좋지 않아 실패한 경험이 있어 '고기를 잡는 방법'을 전수받기 위해서 스승으로 모시고픈 마음의 표현이었을 것이다.

전임의 과정을 마칠 즈음, S 선생이 경기도 남부 지역으로 이사했다는 말을 듣고 저자는 출퇴근이 가능한 곳을 집중적으로 알아보고 있었는데, 마침내 자택에서 70km나 떨어졌지만, 확실히 잘될 수 있는 곳을 발견해, S 선생님에게 추천했다. 추천한 곳은 서해안 고속도로 서해대교를 지난 후, 송악IC에서 빠져나와 당진 현대제철공장으로 가는 초입에 조성된 이주단지이며, 소형평수의 아파트 1,800세대가 있었고, 맞은편에는 식당 등 근린 상가들이 조성되어 있었다. 이곳은 아파트 주민 외에도 현대제철 등 배후 공단 지역에서의 근로자들이 접근하기 용이한 곳으로, 주변에 마땅한 문화, 의료 시설이 없어 지역 특성상 병원이 잘될 수밖에 없는 곳이라 보였다.

당시 치과는 이미 부부치과 1곳을 포함해서 3곳이나 들어와 있었고, 입원실을 운영하는 일반과의원 1곳이 개원해 있었다. 이에 평소 S 선생은 체력이 좋았고, 정신력도 강해서 "고생도 젊어서 해야지요!"라고 하면서 추천한 지역에 많은 관심을 보였다. 이에 저자는 이 지역에 대한 시장조사 자료 5쪽짜리 문서를 전달했다. 핵심 요약 내용은 아래와 같다.

○○ 내과 입지 타당성 검토 및 개원 전략

■ **장소(건물) 선정 기준과 유의점**
- 주 자원(○○아파트)에서 가까운, 전면 라인에서 선정
- 횡단보도 및 버스 운행 동선, 정류장 등 고려
- 건물 입구로부터 병원 출입문까지 동선이 가까우며 공실이 없는 건물
- 향후 1곳이 더 들어올 가능성에 대한 대비
  ⇒ 가급적 다른 경쟁자가 당분간 못 들어오도록 방어점 구축
- 먼 미래를 미리 앞서서 예상한 위치 선정은 위험이 많다
- 임대 조건이 좋은 곳

■ **개원 전략**
- 현재, 주변 건축 단계에서의 어수선한 환경에 크게 개의치 않아야 하며, 향후 수요(인구 등)와 공급(병원 수)의 변화 추이에 따라 유연하게 대응한다.
- 비수도권인 이곳은 개원하는 것만으로도 절반은 성공이다.
- 이곳은 문화, 복지 시설이 전무한 '소비 도시'다. 따라서 물가가 비싸며, 자기 몸의 건강을 제일 중요시하므로, 수액 등 비급여진료가 많을 것이다.
- 이곳과 유사한 입지에서 성공한 병원들을 벤치마킹한다.
예) 눈에 보이지 않은 진료권을 파악할 줄 알아야 한다.
⇒ ○○○의원의 환자 중 3분의 1 이상이 주변 거주자가 아닌 ○○, ○○, ○○ 등에서 유입한다.

이에, S 선생도 여러 경로를 통해 시장조사를 했으며, 마침내 저자가 추천한 장소를 결정하여 계약하게 되었다. 당시 이 장소는 아파트 정문에서 가장 가까운 위치여서, 위 문서에서도 우려한 바와 같이, 인테

리어 기간 중 경쟁자(가정의학과)가 진입하여, 같은 라인 초입 건물에 개원했으나, 경쟁자는 일단 위치에서 밀려서 수개월 만에 철수하고 말았다. 그만큼 입지 동선이 중요했던 것이다. 준비 기간 중에 S 선생은 저자에게 6쪽짜리 문서를 건네 왔다. 문서 제목은 '의원 운영 보고서'인데 맨 마지막 '기타 사항'에 기재된 내용들이 눈에 확 들어왔다. 기타 사항은 다음과 같은 내용이었다.

의원 운영 보고서

■ 기타 사항

- 여기는 타 지역 사람들을 배척하려 한다. 특히, 돈 벌어서 서울로 가는 사람들은 안 좋아한다. 따라서 거기에 원룸이라도 잡아서 1주일에 3일은 생활해야 한다.
- 면사무소장, 학교장, 파출소장, 농협조합장, 이장 등 지역유지들에게 무조건 찾아가서 인사해라. 밥도 사 줘라. 시골이기 때문에 원칙대로 행해지는 것보다, 인간관계에 따라서 그때그때 달라진다. 면사무소장과 친해지면 현수막을 무한대로 걸 수 있다.
- 시골이라 우습게 보고 인테리어 등 어설프게 하지 마라. 도시에서 쇼하듯이 해라. 시골 특성이 그렇듯이 한번 소문나면 무섭게 모인다. 적어도 ○○○을(를) 경쟁 병원으로 생각하고 그 수준으로 해라.
- 살아남는 길은 광고다. 초기 광고는 아낄 필요 없다. 무조건 물량 공세를 해야 한다. 할 수 있는 것은 다 하고 또 찾으면 나온다. 나오는 족족 해라.
- 의사가 돈 버는 것은 병원을 키우든가(물론 자기 건물로), 혹은 땅장사를 하든가(병원하고는 상관없이), 어느 경우든 현재가 잘되어야 한다(실탄 준비).
- 개인 의원을 운영하면서, 지역유지와 돈독한 관계를 맺고, 들어오는 공단 사람과 안면을 트고, 나중에 검진 쪽으로 활성화하는 것이 나의 목표다(물론 자기 건물로).

S 선생은 개원 초기에 진입한 경쟁자를 물러나게 하고, 이곳에서 6년여간 개원했었는데, 초기에는 1일 평균 120명 이상, 후반부에도 평균 100명 정도의 환자를 꾸준히 진료했었다. 이처럼 첫 실패의 아픔을 딛고 두 번째 개원에 대박을 터트린 데에는 원장과 컨설턴트 간에 깊은 신뢰와 학습으로, 입지 정보를 공유하고 피드백하면서 용의주도하게 준비한 것이 주요했던 것이다.

PART 09.
쇠퇴기 상권에 개원한 대형 정형외과

　수도권 소재 구상권에서 개원한 대형 정형외과 사례다. 이 지역은 과거 ○○시의 가장 큰 중심 상권이었으나, 이미 지역 대표 기관은 다른 곳으로 이전했고, 재래시장 2~3곳도 과거와 달리 장사가 잘 안되어, 절반 이상으로 쪼그라들었다. 이 지역의 주거 형태는 아파트는 매우 적었고 대부분 다세대, 빌라 형태였다. 따라서 주민소득 수준 또한 낮을 수밖에 없었으며, 이는 동남아 외국인들이 많이 거주하고 있었고, 길가 점포들에도 '땡처리' 물품 등 저가 상품이 많이 전시되어 있는 것만 봐도 대충 짐작할 수 있는 일이었다.

　비교적 최근에, 이 지역에서 가장 큰 재래시장 바로 건너편에 있는 가시성 좋은 건물에 대형 정형외과가 개원했다. 이 건물은 과거에는 전 진료과목의 병원들이 개원해 있는 지역 대표 메디컬 빌딩이었으나 신축한 지 30년 이상 지나 최근에는 다수의 병원들이 이전하여 공실이 드문드문 있는 상태였다. 1개 층의 바닥면적이 300평 가까이 나오는 이 건물에 중간 2개 층에 4인 전문의 진료와 MRI까지 갖추고 개원한 것이다. 시간을 돌이켜 이 병원 개원 1년여 전에 저자는 인근에 있는 모 정형외과 원장님으로부터 본인 병원을 양도해 달라는 의뢰를 받고 미팅한 적이 있었다.

그때, 주변을 둘러보니 이미 맞은편 건물에는 '정형외과 2인 진료 개원 예정'이란 현수막이 붙어 있었다. 미팅 시 원장님께 "길 건너 2인 정형외과가 들어오는데, 양도가 되겠습니까?"라고 물어보니 원장님은 "현재 이 도로변에 정형외과가 2개 있는데, 과거엔 4개가 있었어요!"라고 하시며 "길 건너 들어올 저 병원도 머지않아 망해서 나갈 겁니다!"라는 답변에 반신반의했었다. 방문 후로부터 2개월 후 길 건너 정형외과는 개원했었고, 이로부터 1년이 채 안 되어 대형 정형외과가 인접해서 또 개원한 것이다. 이제 정형외과 수로는 과거(상권이 좋았을 때)와 동일하게 4개가 되었으나, 상근 의사 수로는 이전 4명에서 8명으로 배가되었다. 과연, 쇠퇴하는 이 지역 상권에서 추가로 진입한 두 정형외과는 앞으로 어떻게 될까? 저자는 직업적 호기심이 발동해 몇 차례 현지를 탐색해 보기로 했다.

우선, 지은 지 오래된 이 건물에는 2대의 엘리베이터가 모두 낡았고, 속도가 느려 대기와 이동에 시간이 많이 소요되었다. 층이 다른 외래와 입원실 간에 환자와 의료진 이동에도 많은 불편이 예상됐다. 병원 인테리어 상태는 이 지역에서는 단연 최상급 수준이었으나, 대기실을 너무 크게 뽑아 대기 환자가 별로 없는 상태에서 '썰렁하다'는 느낌을 받았다. 한편, 건물 외벽에는 병원이 위치한 공간에 병원 표시와 진료 과목 등이 부착되어 있으나, 도로를 지나가는 행인들 시야에는 들어오지 않는 듯했다. 이후 사무실로 돌아와 인구와 주거 분석을 해 봤다.

이 병원 진료권으로 설정한 6개동의 연령별 인구를 분석한바, 다음

[표 3.1]과 같이 경기도 평균에 비해 10대 이하 소아 인구는 7.5% 정도 적었으나 50대 이상의 장년, 노년 인구는 8.7% 정도 많았으며, 평균 연령도 46.9세로 도 평균 42.6세대에 비해 4.3세 높았다. 평균 연령이 높다는 것은 상권에 악영향을 미친다. 즉, 적극적 구매 연령층이 높다는 것을 말하기 때문에, 이 지역의 인구 노령화로 상권도 활력이 떨어져 쇠퇴기에 들어섰다고 볼 수 있다. 특히, 이 지역의 70대 이상 고령인구는 13.6%를 점하고 있어, 도 평균 9.4%보다 4.2%가 높아 전 연령대에 걸쳐 가장 큰 차이를 보이고 있다. 이들 세대는 '베이비붐[52]' 이전 세대로 경제활동 연령대인 60대와는 달리 비경제 활동 인구로 분류된다.

일반적으로 노인층은 보수적인 성향으로 새로운 것을 잘 받아들이지 않는 성향이 많으며, 병원 이용 행태도 평소에 가던 병원을 이용하려 하며 이곳과 같이 소득이 비교적 낮은 지역에는, 비급여진료가 잘 이루어지지 않는 특성이 있어 조금 우려스러웠다. 세대당 인구도 도 평균이 2.29명인 데 비하여, 이 지역은 1.84명에 불과해, 1~2인 세대가 많아 구매력 있는 세대 구성이 아니라 보았다. 이들 중 경제활동 층은 서울 등으로 출퇴근하여 저녁이 되어야 집으로 들어오기 때문이다.

---

52 '베이비붐' 세대는 1차 1955년~1964년, 2차 1964년~1974년에 태어난 사람들을 칭하는데, 이들 중 1차 '베이비붐' 세대인 60대는 인구 노령화로 이제는 비경제 활동 인구가 아니라 적극적인 경제활동을 하고 있는 연령대로서 자신의 건강을 매우 중요시하는 특성을 가진다. 본서 '제2장 이론, 원리 편'의 'PART 08. 의료수가의 이해와 적용' [표 2.6]에서와 같이 60대가 전 연령대에서 가장 많은 진료비를 지출하고 있다.

[표 3.1] 연령별 인구 백분율

지역	인구 (천명)	세대당 인구 (명)	연령별 인구 백분율(%)									평균 연령
			0대	10대	20대	30대	40대	50대	60대	70대 이상	
경기도	13,603	2.29	7.6	9.7	12.6	13.8	16.8	16.9	13.1	9.4	42.6
			17.3		43.2			39.4			
표집 6 개동	82	1.84	3.6	6.2	15.3	13.2	13.5	18.0	16.5	13.6	46.9
			9.8		42			48.1			

출처: 행정자치부 주민등록인구통계 재구성

저자는 현장을 세 차례 방문했는데 갈 때마다 대기 환자가 적어 위의 요인들 외에도 다른 원인이 있는지를 검토해 봤다. 그 원인은 종합병원 1곳이 지근거리에 있었던 점을 들 수 있었다. 종합병원은 이 병원에서 300m 거리 정도에 위치했는데, 1층이 외래였으며 내부에서 2층으로 올라가는 에스컬레이터도 설치되어 있었고, 넓지 않은 대기실에는 안내 요원 2명이 상주하고 있었다. 이 병원은 수십 년 전통의 200병상대 규모로 정형외과 전문의 6명 등 외과 계열의 의료진이 많아, 주간 진료만 하는 개인 정형외과와는 비교 불가로 보였다. 저자는 마침 이 지역에 30년 이상 거주하고 있는 객지 친구가 있어 전화로 한번 물어봤는데 "우리는 조금만 삐끗해도 이 종합병원에만 가. 다른 병원엔 안 가"라는 답이 돌아왔고, 새로 생긴 정형외과 2곳은 존재 자체를 알지 못하고 있었다.

마지막 방문에서도 먼저 개원한 2인 진료 정형외과는 아직도 자리를 잡지 못한 분위기였다. 이어서 개원 시 4인 진료였던 정형외과에 들어서니 승강기 앞 거치대에 두 분의 의사만 안내되어 인터넷으로 검색해 보니 2인 등록으로 축소되어 있었다.

과거 모 원장님이 출간한 개원 관련 책에, 개원입지의 3대 요소는 '가시성, 접근성, 경쟁 병원'이라 했다. 책 저자가 소아청소년과 전문의여서 틀린 말은 아니라 본다. 그러나 저자는 이에 '기타 요소'를 하나 더 추가해 입지의 4대 요소라 말하고 싶다. 즉, 기타 요소란 대상 입지의 소득 수준, 주거 형태, 인구 및 상권 구성 등의 요소인데, 굳이 이 4요소 중 중요도를 따지자면 외과 계열 병원의 경우에는 경쟁 병원과 기타 요소를 꼽고 싶다.

개원가에서 정형외과 등 근골격계 병원의 급여 수가는 원가에도 미치지 못하고 최근 5년간의 수가 인상률도 연평균 2.2%[53]로 미미한 게 현실이다. 따라서 '비급여 매출을 일으켜야만 병원 유지가 가능하다'는 개원 '일계명'은 개원가에 종사하는 의사라면 모두 다 아는 '영업 비밀'인 것이다. 최근 많은 수의 근골격계 의원 개원이 이루어진 배경에는 통증 등 관련 질환자의 증가에도 있지만, 무엇보다 과거에 비해 비급여진료가 활발히 이루어져 수익성이 좋아졌기 때문으로 분석된다. 정형외과의 경우 과거 2013년에는 전체 진료비 중 비급여 비중이 11.2%에 불과했으나 8년 후인 2021년도에는 3배가 증가한 36%에 달했다.

그러나 이 지역은 1~2인 가구와 고령층이 많았고, 소득 수준도 비교적 낮아 병원의 비급여진료가 활발히 이루어지기가 어려운 입지 환경

---

[53] 본서 '제2장 이론, 원리 편 – PART 08. 의료수가의 이해와 적용 – 5년간 수가 인상률' 참조

이었던 것이다. 결과적으로 이 정형외과는 개원입지 결정에 있어 가시성과 접근도, 유동 인구 등 '외양'을 중시한 것 같았고, 경쟁 병원과 기타 요소에 대해서는 검토를 소홀히 한 것으로 판단된다.

이상을 종합하면 최초의 '입지 설계'가 매우 중요하다고 본다. 많은 자금을 투자한 것으로 보이는 이 병원이 개원 후 1년 이내에 의사진이 절반으로 줄어들어 외래환자와 검사, 수술 건수가 감소되고, 이에 투자한 고가 장비의 가동률도 줄어들게 되며, '외래 → 검사/수술 → 입원'으로 연결되는 시스템도 정상적으로 작동되지 않아 큰 적자를 면할 수 없게 되기 때문이다.

개원한 지 얼마 지나지 않아 앞으로 반등의 여지가 있을 것으로 보지만, 돌이켜 보면 최초 입지를 결정할 때, 종별이 다른 경쟁 병원 변수를 간과한 점, 쇠퇴기 상권에 대형으로 세팅한 점, 오피스 상권이 별로 없는 지역인 점, 소득 수준이 낮고 1인 세대가 많은 지역인 점, 실손보험가입률[54]이 낮고 건당 진료비[55]가 낮은 고령인구가 많은 지역인 점 등 '기타 요소'에 대해서 보다 심층적으로 검토했으면 하는 아쉬움이 있어서이다.

> 본 병원 상황 기술은 실제와 다소 차이가 있을 수 있습니다.

---

54 실손의료보험 가입자 중 비급여 비중을 연령대로 확인해 보면 젊은 층에서 높고, 노년층에서는 낮은데 이는 노년층에서 실손의료보험 가입률이 낮다는 것과 관련이 있다. (출처: 김종명 가정의학과 전문의, 2023. 3. 17., 실손보험 규제해야 건강보험 보장률이 개선된다, 프레시안)

55 본서 '제2장 이론, 원리 편 – PART 08. 의료수가의 이해와 적용' [표 2.6]에서와 같이 2022년도 연령별 건당 진료비는 30대 이상 적용 시 연령대가 올라갈수록 건당 진료비가 낮아진다. 반면, 진료량(청구건수)은 70대 이상이 가장 많으며 그다음으로 60대, 50대 순으로 연령대가 낮아질수록 진료량이 적어진다. 이는 고령층일수록 병원 이용률이 높다는 것을 의미한다.

부록 1

2022년 개원 수도권 병의원 명부

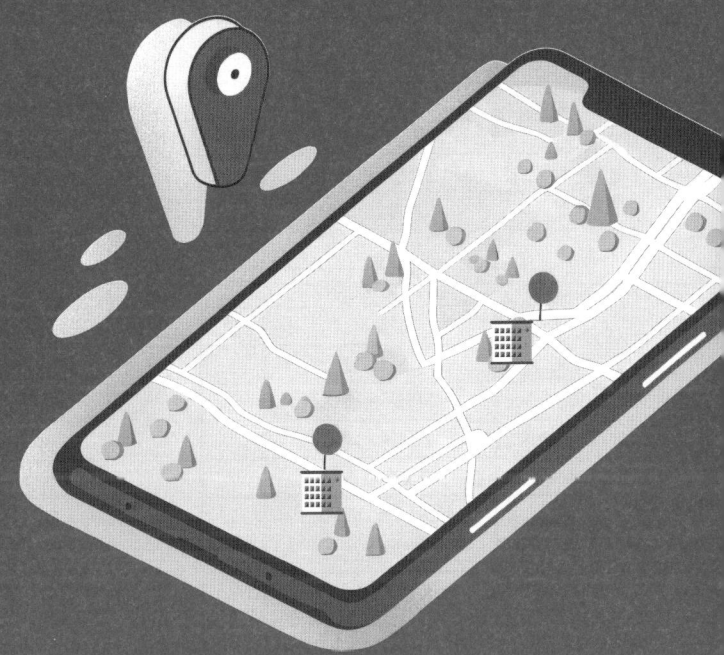

— 본 자료는 공공데이터포털(www.data.go.kr)에서 입수한 '건강보험심사평가원-요양기관개설현황'에 의해 작업한 것입니다.
— 개설 병의원 중 본 자료 작성일 현재 폐업한 병의원과 경쟁 관계가 성립되지 않은 병의원(예: 사내의원, 진단과 등)은 제외했습니다.
— '일반과의원'은 분류 착오나 누락된 명단이 다수 있습니다.
— '의사 수'는 '카카오맵-상세보기' 또는 '심사평가원-병원 찾기'에 근거한 작성일 기준의 등록 의사 수입니다.

[부록 1] 2022년 개원 수도권 병의원 명부

지역	명칭	의사 수	지역	명칭	의사 수
서울특별시 (490)			양천	목동플러스내과	2
내 과 (63)				정현숙내과	2
강동	강동성모내과	2		한양류마일내과	1
	바른마음내과	1		목동더나은내과	1
	이룸내과	2		목동서울청내과	1
송파	기쁨내과	1	강서	맑은미소내과(투석)	1
	마천서울내과	2		가양성모내과	3
	연세행복내과	1		연세현대내과	1
	세온내과	2		참따뜻한내과	1
강남	루세로내과	1		88플러스내과	2
	김대중내과(투석)	1		연세위드내과	2
	삼성드림내과	2		연세우리건강내과	1
서초	더독한내과	2		아산서울내과	1
	진심 권내과	1		마곡스카이내과	1
	참나은내과	1	중구	삼성맑은내과(투석)	1
	푸른내과	2	동대문	삼성베스트내과	2
	김용수내과(투석)	1	마포	류수형쑥내과	1
관악	연세속편한내과	1	용산	한동철내과(투석)	1
	삼모라인내과	4	은평	은평베스트성모	1
	신림연세정내과(투석)	1	광진	서울건강내과	1
	연세위드내과	2		성모푸른내과	1
금천	베스트연내과	1		시원누리내과	3
	연세탑내과	1	성동	서울으뜸내과	3
구로	정앤장내과	2		금호퍼스트내과	2
	성모나은내과	2	강북	수유탑내과	2
	아산바른내과	1		우리성내과	2
영등포	서울사랑내과	1		서울류내과	1
	삼성민사랑내과(투석)	1	중랑	홍이내과	2
	여의도내과	1		먹골본내과	2

지역	명칭	의사수	지역	명칭	의사수
노원	태릉정원내과(투석)	2	강서	복복한이비인후과	1
노원	몸편한내과	2	종로	서울귀한이비인후과	1
노원	더조은내과	1	용산	제일성모이비인후과	2
도봉	88플러스내과	1	성동	상쾌한이비인후과	1
도봉	도봉연세위내과	3	성동	보아스이비인후과	1
도봉	위플러스내과	1	성북	굿데이이비인후과	1
도봉	하늘내과(투석)	1	노원	삼성더맑은이비인후과	1
소아청소년과 (11)			**안 과 (19)**		
송파	튼튼소아청소년과	1	강동	연세비전안과	1
송파	함께크는소아청소년	1	송파	서울스마트안과	1
송파	보들아이소아청소년	2	송파	잠실소중안과	1
강남	삼성드림소아청소년	2	강남	서울아이안과	1
강남	삼성울트라성장소아	1	서초	와이즈서울안과	2
서초	수자연소아청소년과	1	서초	강남성모원안과	3
양천	바른키움소아청소년	1	관악	노블안과	2
양천	채움소아청소년과	2	관악	삼성수안과	1
은평	은평센트럴소아청소년	1	관악	빛의안과	1
은평	신익순소아청소년과	1	구로	타임안과	2
중랑	라온소아청소년과과	1	구로	서울눈에빛안과	2
이비인후과 (17)			영등포	영등포원안과	2
강동	강동성모이비인후과	1	영등포	밝은빛성모안과	1
강남	연세탑이비인후과	1	양천	호랑이안과	3
강남	청담성모이비인후과	1	강서	서울리더스안과	1
강남	연세고른숨이비인후과	2	은평	서울온안과	3
강남	수서서울이비인후과	1	중랑	이룸안과	1
강남	메디컬보이스이비인	1	노원	연세아이빛안과	1
서초	서초맑은이비인후과	1	노원	서울글로우안과	2
서초	강남서울이비인후과	1	**근골격계 (110)**		
구로	위드유이비인후과	1	강동	다인정형외과	1
영등포	성모바로이비인후과	1	강동	바로튼튼정형외과	2

지역	명칭	의사수	지역	명칭	의사수
강동	서울건우정형외과	1	서초	굿발란스연세의원	1
	서울제통마취통증	1		강남센트럴의원	1
	삼성메트로재활의학	3		더바른의원	1
송파	송파정형외과	1	동작	성모탑정형외과	3
	송파바른정형외과	1		흑석메트로정형외과	5
	송파센텀정형외과	1		보라매삼성정형외과	1
	365웰정형외과재활	2		상도시원마취통증	1
	김진섭정형외과	1	관악	사당똑바른정형외과	1
	송파삼성탑정형외과	1		삼성탑신경외과	1
	송파원정형외과	2		현대제일마취통증	1
	잠실믿음정형외과	1	금천	금천삼성본정형외과	2
	서울메가마취통증	1		마디튼튼재활의학	1
	서울본마취통증	1		금천근본튼튼의원	2
	성모에스케이마취통증	2	구로	구로삼성정형외과	4
	서울더나은마취통증	2		구로리더스정형외과	4
	굿본재활의학과	2		척튼튼마취통증	1
	연세위너스재활의학	1		더편한마취통증	1
강남	대치서울정형외과	1		신통방통재활의학	2
	서울통정형외과	1		연세큐재활의학과	1
	개포삼성정형외과	1	영등포	삼성필정형외과	2
	서울준 정형외과	1		여의도신경외과	3
	도곡타워정형외과	2		신길베스트마취통증	1
	홍승철신경외과	1		서울신길재활의학	3
서초	서초성모정형외과	1		당산튼튼본의원	1
	서리풀성모정형외과	1	양천	바로탄탄신경외과	2
	서초우면정형외과	1		목동튼튼마취통증	1
	시원하이신경외과	1		서울활짝편재활의	1
	화이팅마취통증의학	1	강서	연세효자정형외과	3
	쑥쑥재활의학과	1		강서척정형외과	1
	온트재활의학과	1		오케이신경외과	1

지역	명칭	의사수	지역	명칭	의사수
강서	서울제일신경외과	2	광진	코끼리정형외과	1
	바른윤오마취통증	3		군자탑정형외과	1
	강서바른재활의학	2		다나을신경외과	1
	코끼리재활의학과	2		스카이재활의학과	1
중구	신당중앙정형외과	2	중랑	연세나이스정형외과	1
	약수바른정형외과	1		백년튼튼정형재활	2
	온유마취통증의학	2		연세본마취통증의	1
	서울제일마취통증	2		사가정마취통증의	1
	서울본재활의학과	2		베스힐링마취통증	1
종로	종로아산본정형외과	2		백년튼튼정형재활	2
동대문	청량힐정형외과	1		사가정탑재활의학	2
	장안마취통증의학	1		망우역튼튼척의원	2
	전농튼튼마취통증	2	노원	중계넘버원정형외과	2
서대문	홍제탑정형외과	1		공릉성모마취통증	1
	서울올바른정형외과	3		노원진마취통증	1
	경희궁삼성마취통증	1		성모척척마취통증	1
	연희아산위풍당당재활	3	도봉	삼성윤정형외과	2
마포	본정형외과	1		하나정형외과	1
	반듯한정형외과	2	**신경과 (5)**		
	아현정형외과	1	강남구	정진상신경과의원	1
	성모탑정형외과	3		장민욱뇌비게이션	1
용산	이태원정형외과	1	관악구	신림신경과	1
은평	구산탑정형외과	2	신경과	서울강민신경과	1
	이자경마취통증	1	광진구	김광국신경과	2
	불광편안한재활의학	1	**정신건강의학과 (50)**		
	위풍당당재활의학	3	송파구	온가족정신건강	1
성동	무척시원정형외과	1		하늘빛사랑정신건강	1
	서울튼튼정형외과	1		이지브레인송파의	1
	왕십리성모마취통증	1		서울더나은정신건강	1
	준재활의학과	1		온유정신건강의학	1

지역	명칭	의사수	지역	명칭	의사수
강남	정다운정신건강의학	1	종로	북촌소담정신건강	1
강남	우나영정신건강의학	1	종로	연세늘정신건강의	2
강남	연세자람정신건강의	1	종로	동묘뜰정신건강의	1
강남	강남숲정신건강의학	3	동작	연세공감정신건강	2
강남	청담삼성정신건강의	1	마포	성모드림정신건강	1
강남	아이나래 정신건강	1	마포	해람정신건강의학	3
강남	닥터스정신건강의학	1	마포	온안정신건강의학	3
강남	청담율정신건강의학	1	마포	나해란정신건강의	1
강남	서울힐정신건강의학	1	성동	마음건축정신건강	2
강남	신사연정신건강의학	1	성동	성모온정신건강의	1
강남	개포숲정신건강의학	1	중랑	마음담은정신건강	2
서초	삼성빛정신건강의학	2	중랑	연세홍정신건강의	1
서초	마음투유정신건강의	1	중랑	내일정신건강의학	1
서초	당신의정신건강의학	2	노원	마음함께정신건강	1
서초	온마음정신건강의학	1	도봉	성모샘정신건강의	3
서초	더서울정신건강의학	1	**외 과 (11)**		
서초	디에프정신건강의학	1	송파	다나은지흉부외과	1
동작	연세공감정신건강의	2	강남	서울항앤하지외과	1
동작	나루정신건강의학	2	양천	목동항외과	1
동작	연세광정신건강의학	1	강서	건강하지항외과	2
관악	소나무정신건강의학	2	강서	고하이외과	2
관악	레몬정신건강의학	1	은평	봄그린외과	2
영등포	같은마음정신건강의	1	중구	초이스외과	1
영등포	마인드봄정신건강의	1	서대문	서울대항유외과	2
영등포	디에프정신건강의학	2	마포	온리유외과	1
양천	마음휴정신건강의학	1	광진	건대성모외과	1
강서	서울톡정신건강의학	1	노원	유엔비외과	2
강서	화곡정신건강의학과	1	**영상의학과 (2)**		
중구	당신의숲정신건강의	2	강동	아침정원 영상의학	1
중구	시청역성모정신건강	1	송파	연세샘유영상의학	1

지역	명칭	의사 수	지역	명칭	의사 수
강남	써밋영상의원	1	강동	뷰티스카이의원	2
산부인과 (21)			송파	잠실맥스웰성형외과	2
강동	서울아이앤여성의원	3		리멤버피부과	1
	아산이화산부인과	2		파크뷰의원	1
송파	연세헬리오산부인과	1	강남	탱글성형외과	1
강남	두번째봄산부인과	1		멜론성형외과	1
	청담혜라산부인과	2		서진성형외과	1
	레이디산부인과	2		티티성형외과	1
	세곡이화산부인과	1		모브성형외과	1
	이사벨라여성의원	1		위버스성형외과	4
	대치성모여성의원	1		라이블리성형외과	1
	세상의반여성의원	1		꿈꾸는성형외과	1
서초	이해와공감산부인과	1		휴고성형외과	1
	강남에스터산부인과	1		훌륭성형외과	1
관악	유테라산부인과	3		가넷성형외과	1
	솜산부인과	1		수앤모성형외과	1
구로	서울로움산부인과	1		최우식노즈립성형	1
강서	애플산부인과	5		땡큐성형외과	4
	감자와눈사람여성의원	4		연세탑성형외과	1
중구	오비오산부인과	1		와이앤티성형외과	2
종로	아이비여성의원	2		심포니성형외과	2
마포	포근담산부인과	2		올리팅성형외과	3
중랑	모연산부인과	1		투비성형외과	2
가정의학과 (4)				머스트성형외과	1
동작	서울에스가정의학과	1		어반성형외과	2
영등포	제이엠가정의학과	1		아이그램성형외과	1
양천	성모내몸에가정의학	1		네오유성형외과	1
은평	새절가정의학과	1		청담지움성형외과	1
미용의원 (137)				무드온성형외과	1
강동구	아문성형외과	2		컴포트성형외과	1

지역	명칭	의사 수	지역	명칭	의사 수
강남	보스피부과	1	강남	이에스청담의원	1
	청담글래시피부과	1		이유의원	1
	삼성화이트피부과	1		데이원의원	1
	청담안즈피부과	2		모다올의원	2
	파인드피부과	1		마이미의원	1
	리더스피부과	1		마이미의원	1
	모아이의원	1		유올림의원	1
	뽐나게빼의원	1		모우다의원	1
	에이엘의원	1		바로그의원	1
	청담에끌라드의원	2		시네마의원	1
	벨리시모의원	1		이에스청담의원	1
	골드제이의원	1	서초	리미티드성형외과	1
	바이슈의원	1		디테성형외과	1
	윈스턴의원	1		아틀리에성형외과	1
	모우림의원	1		클로엔성형외과	4
	압구정더모의원	1		저스트성형외과	3
	르로제의원	1		아베크 성형외과	1
	클라시코의원	1		샤프성형외과	1
	삼성초이스의원	3		슈가성형외과	2
	모엠의원	1		온도성형외과	1
	더이쁨풀의원	1		윈느성형외과	2
	모텐셜의원	1		다시피움성형외과	1
	도곡유스앤영의원	1		로그성형외과	1
	셀리앤의원	1		차민성형외과	1
	굿모나의원	1		일미리성형외과	3
	지우개의원	1		세가지소원성형외과	1
	강남타임의원	3		브이엔성형외과	2
	유브의원	2		21성형외과	1
	순100의원	1		21성형외과	1
	헤이데이의원	1		서정피부과	1

지역	명칭	의사수	지역	명칭	의사수
서초	스카치피부과	1	종로	테라스의원	1
	플로레스피부과	2		민앤정의원	2
	뷰티스톤의원	1	마포	닥터디자이너의원	2
	모먼트의원	1		아로하피부과의원	3
	플래티넘의원	1		페이스피부과의원	1
	신사넘버파이브	1	용산	페이브피부과의원	1
	여름의원	1		엘리엇의원	1
	새론바디의원	1		봄빛의원	1
	더빛나의원	1	광진	유앤아이의원 건대	3
	하루하나문민철의원	1	성동	하늘라인의원	1
	르샤인의원	2		샤인더마의원	2
	비앤영의원	1	중랑	나미피부과의원	1
	르에이치의원	1	노원	라두스의원	1
	아름다움을감각하다	13		뮤즈의원	1
	강남아이디의원	4		리버스의원	1
	미의원	1		다시봄날의원	1
	팽팽의원	3	**비뇨의학과 (5)**		
구로	에스미의원	1	서초구	닥터조물주비뇨의학	2
	유앤아이의원 구로	4		감동비뇨의학과	1
	닥터제이앤비의원	2		메가비뇨의학과	1
영등포	여의도상한가의원	2	성동	가온삼성비뇨의학	1
	에이치의원	1	강북	정비뇨의학과	1
	도움의원	1	**기타 일반과 (35)**		
양천	맥스웰의원	3	강동	삼성에프엠의원	1
	연아성형외과의원	1		강동아이비의원	2
	포레스트피부과의원	1		연세누리의원	1
강서	맑은우리피부과의원	1	송파	웰빙의원	1
	바로그의원 발산점	1		은혜의원	1
	제이드힐의원	1	강남	웰케어의원	1
	목동제이의원	1		유로스메디컬의원	1

지역	명칭	의사수	지역	명칭	의사수
강남	다리핏의원	2	중구	클리오닉의원	3
	다소니의원	1		세가지소원의원	1
	본앤미의원	2	종로	종로365의원	1
	리리유의원	2		서울36의원	1
서초	다미아노의원	1	동대문	밸런스EM의원	1
	세븐디에이징의원	1		다시봄의원	1
동작	색다른의원	1	마포	공덕365의원	1
금천	독산참연세의원	1	용산	에스앤유제통의원	1
구로	구로제일의원	1		봄빛의원	1
영등포	성모가정의원	1	강북	몸튼튼바른의원	2
	아산케이의원	1		수연합의원	1
강서	삼성슬립앤마인드	1	노원	노원센트럴의원	4
	365봄연합의원	2		태능성심의원	1
	정앤정메디컬의원	2	양천	마음중심의원	1

지역	명칭	의사수	지역	명칭	의사수
경기도 (489)			수원	수원위편한내과	2
내 과 (67)				연세베스트내과	3
광명	노내과의원	1	화성	바른속내과의원	1
	광명웰니스내과	3		봉담센트럴내과	2
안양	서울탑내과	1		비전성모내과의원	2
	평촌성모내과	3		동탄탑내과의원	2
	평촌연세365내과	1		서울우리내과의원	1
의왕	서울홈케어내과	1		향남맑은내과의원	2
안산	연세새로운내과	1	평택	고덕연세내과의원	2
시흥	365장곡편한내과	2		평택베스트내과	2
	김철수내과의원(투석)	1	안성	아이엠내과의원	1
	장곡맑은위내과	1	부천	송호철드림내과	1
성남	수서울내과의원	1		삼성청내과의원	1
	판교미래내과의원	1		건강한속내과의원	1
	판교바른내과의원	1		성모김내과의원	1
	성모원내과의원	2	김포	서울맑음내과의원	1
	삼성에스내과의원	1		아산바른내과의원	5
	연세우리내과의원	1		위례연세내과의원	2
	연세솔내과의원(투석)	1	하남	하남웰니스내과	5
용인	수지메디이음내과	3		베스트내과의원	1
	연세메디웰내과	2		고운속내과의원	1
	연세행복내과의원	1	광주	신현편안내과의원	2
수원	영통탑내과의원	2		태전이안내과의원	1
	맑은담내과의원(투석)	2	고양	킨텍스드림내과	1
	베스트손내과의원	1		연세전한호내과	1
	늘편한내과의원	1		더나은내과의원	1
	고등퍼스트내과의원	1		연세유원내과의원	1
	바로준내과의원(투석)	1		서울아산김내과	1
	수원본내과의원	2		아산참편한내과	1

지역	명칭	의사수	지역	명칭	의사수
고양	일산역훈내과의원	1	하남	사랑빛소아청소년	1
의정부	녹양삼성내과의원	1		감일키즈소아청소년	1
	탑석장편한내과의원	2	광주	모모소아청소년과	1
	김영옥성모내과(투석)	1		맑은샘소아청소년	1
	한동재내과의원	1	고양	더바른소아청소년	2
포천	김미경내과의원	1		햇살소아청소년과	2
남양주	별내박내과의원	1		덕은아이소아청소	1
	바른내과의원	1	파주	표소아청소년과	1
	고려엔도홍내과의원	1	의정부	이보라소아청소년	1
	삼성바른내과의원	1	남양주	김소아청소년과의원	1
동두천	성모바른내과의원	3		다산김소아청소년	1
소아청소년과 (31)				아이언소아청소년	1
과천	과천365소아청소년	1		연세고래소아청소년	1
안양	퍼스트키즈소아청소년	2	**이비인후과 (23)**		
시흥	김사라소아청소년과	1	안양	더킹박범정이비인후	1
	아이비소아청소년과	1	의왕	이로운이비인후과	2
	연세햇님소아청소년	2	시흥	예일연합이비인후	1
	키즈드림소아청소년	1		배곧서울아산이비인	1
성남	웰봄소아청소년과	1		바른서울이비인후과	1
	위례서울소아청소년	1		시화이비인후과	2
	서판교소아청소년과	1	성남	동그란이비인후과	1
	위소아청소년과의원	1		판교서울이비인후	1
	연세지니소아청소년	1	용인	성복상쾌한이비인후	1
수원	온가족소아청소년과	1	수원	레이크서울이비인후	1
	연세로이소아청소년	1		맑은이비인후과	1
화성	올바른소아청소년과	1		매교하늘이비인후	1
	남양아이언소아청소	1		매교성모이비인후	1
부천	산들소아청소년과	1	화성	가온이비인후과	1
김포	늘푸른소아청소년과	1		남양길이비인후과	1
	아이클소아청소년과	3	평택	삼성이비인후과	1

지역	명칭	의사수	지역	명칭	의사수
부천	부천힐스이비인후과	1	광명	마디튼튼마취통증	2
광주	더조은이비인후과	1	과천	서울삼성튼튼의원	1
고양	봄봄이비인후과	1	안양	범계정형외과	1
고양	서울우원이비인후과	2	안양	인덕원동은정형외과	1
고양	지축다나이비인후과	1	안양	스마트마취통증의학	1
파주	모두이비인후과의원	1	안양	평촌올바른마취통증	1
남양주	더맑은이비인후과	1	안양	삼성본재활의학과	1
안 과 (17)			군포	아산탑정형외과	1
광명	아이민트안과	1	군포	산본바른재활의학	1
광명	탑플러스안과	2	안산	형제정형외과신경외	2
안양	아이준안과의원	1	안산	기운난마취통증의학	1
군포	젊은눈안과의원	1	시흥	삼성서울정형외과	1
시흥	아이비안과의원	2	시흥	서울더탑정형외과	2
시흥	장곡미소아이안과	3	시흥	캠벨정형외과	1
시흥	연세김안과의원	1	시흥	장곡정형외과	1
성남	여름안과의원	1	시흥	연세탑마취통증의학	1
화성	삼성플러스안과	1	시흥	누가재활의학과	1
화성	눈애안과의원	1	시흥	강한마디재활의학과	2
평택	평택비전안과의원	1	성남	삼성마디탑정형외과	2
부천	연세성모안과의원	2	성남	연세탑정형외과	1
김포	김포밝은안과의원	1	성남	모란서울통정형외과	2
고양시	고양신세계안과	2	성남	고든정형외과	1
고양시	비앤씨안과의원	2	성남	이안정형외과	1
고양시	아이준안과의원	1	성남	미금본닥터정형외과	1
남양주	은하수안과의원	1	성남	양지바른정형외과	1
근골격계 (127)			성남	바른힐정형외과	2
광명	광명리본정형외과	1	성남	마디신경외과의원	1
광명	삼성리더스정형외과	4	성남	서울용마취통증의학	1
광명	서울성모정형외과	2	성남	모란마취통증의학	1
광명	성모바른길정형외과	1	성남	삼성바른재활의학	1

지역	명칭	의사수	지역	명칭	의사수
성남	튼튼마디의원	1	평택	고덕스카이정형외과	2
용인	용인우리정형외과	3		평택더세움신경외과	5
	성복퍼스트정형외과	1		송탄바른마취통증	1
	죽전본정형외과	1		포승튼튼의원	1
	소나무정형외과	1		고대닥터정의원	1
	동백정형외과	1	안성	마디콕신경외과	1
	용인튼튼신경,마취통증	2		안성탑튼튼의원	1
	성모삼성마취통증	1	부천	본누리정형외과	2
	용인마디튼튼재활의학	1		상동중동탑정형외과	1
수원	연세에이스정형외과	3		부천중동위드본점	1
	연세퍼스트정형외과	1		센트로신경,정형외과	3
	반듯한 정형외과	3		부천성모88정형외과	3
	바르다정형외과	5		센트로신경,정형외과	3
	제일삼성정형외과	2		역곡비타민마취통증	3
	수원제일정형외과	2		햇살마취통증의학	1
	수원탑마취통증의학	1		에이스재활의학과	1
	연세탑마취통증의학	1	김포	탄탄한정형외과	1
	더본마취통증의학과	1		아산위드정형외과	1
	닥터본재활의학과	2		김포마디행복정형	1
	마디튼튼연합의원	2		마디튼튼정형외과	3
화성	동탄뿌리정형외과	2		서울리더스정형외과	4
	일동탄정형외과	2		한스신경외과의원	1
	봉담정형외과	2	하남	미사연세정형외과	1
	패스트본정형외과	2		고려튼튼정형외과	1
	청담탑정형외과	3		미사좋은하루정형	1
	바로튼튼신경외과	1		수호신경외과의원	1
오산	서울튼튼재활의학과	3		하남척척마취통증	2
	세교고려튼튼의원	2		서울본마취통증의학	1
평택	서울하나정형외과	1		예스재활의학과	1
	평택고덕본정형외과	1	광주	태전튼튼정형외과	2

지역	명칭	의사수	지역	명칭	의사수
이천	이천스타정형외과	1	구리	연세안마취통증의	1
	실로암정형외과	2	동두천	동두천정형외과	2
	삼송하나로정형외과	3	가평군	가평튼튼정형외과	4
	오케이정형외과	3	**신경과 (6)**		
고양	닥터써클정형외과	4	안양	몸편한신경과의원	2
	삼성바른정형외과	1	수원	연세온신경과의원	1
	일산주엽제일튼튼의원	2	하남	별이랑청담신경과	1
	마디웃는연합의원	1		미사브레인신경과	1
	운정척신경외과	1	고양	두앤통신경과의원	1
	정직한신경외과	2	의정부	안도재활,신경과	2
파주	연세마디튼튼의원	2	**정신건강의학과 (26)**		
	문산튼튼정형외과	1	안양	안양웰정신건강의학	1
	더으뜸정형외과	5		마음지기정신건강	2
	연세나음신경외과	1		삼성마음정원의원	1
	지안마취통증의학	1	성남	공감과분석정신건강	1
의정부	의정부고고마취통증	1		모두의정신건강의학	1
	안도재활의학신경과	2		위례편한정신건강	1
	탑석정형외과	1	용인	구름정신건강의학	1
	아산마디정형외과	1		연세푸른정신건강	1
포천	서울마디튼튼의원	1	수원	하늘마음정신건강	1
양주	마디팔팔정형외과	1		서울이룸정신건강	1
	옥정서울정형외과	2		광교성모은정신건	1
남양주	다산윤정형외과	1		하모니정신건강의학	1
	남양주프라임정형외과	5		내인생봄날의원	1
	청담탑정형외과	2	시흥	시흥숲정신건강의학	1
	별내정형외과	1	화성	아주큰나무정신건강	1
	서울척척마취통증의학	1		좋은날정신건강의학	1
	올바른마취통증의학	2	김포	포레정신건강의학	2
	마디척척마취통증	1		서울정신건강의학	1
	서울튼튼신경외과	2	하남	마음과마음정신건강	1

지역	명칭	의사수	지역	명칭	의사수
광주	온마음정신건강의학	1	성남	에이비씨여성의원	1
이천	이천삼성정신건강의학	1		닥터리즈여성의원	2
고양	삼성공감정신건강의학	5		연세아이봄여성의학	1
파주	운정숲정신건강의학	2	수원	루아산부인과의원	1
남양주	마음봄정신건강의학	2	화성	삼성로즈산부인과	1
	별가람정신건강의학	1		동탄라온여성의원	1
구리	내안의숲정신건강의학	1	평택	서울유산부인과	1
외 과 (15)				그레이스여성의원	1
안양	삼성올바른외과	2	안성	연세아산산부인과	2
안산	삼성건강하지외과	1	부천	로앤산부인과	3
시흥	시흥드림항유외과	1	김포	포유산부인과	1
	대일유외과의원	1	광주	초월산부인과	1
	서울진외과의원	1		태전포도나무산부	1
수원	이용기외과의원	1	고양	지축라움산부인과	1
	광교위드유외과	1		메이엘산부인과	1
부천	서울장좋은외과	3		라온산부인과	1
광주	광주항외과의원	2		삼성에스더산부인과	1
고양	서울항외과의원	1	파주	운정서울여성의원	1
	연세진외과의원	2		장칼리혜진산부인과	1
	아트라인외과	1	남양주	청담수여성의원	1
의정부	삼성조은외과의원	2		유앤미산부인과	1
양주	양주맘유외과의원	1		성모온산부인과	2
남양주	다산유외과의원	1		아산더편한산부인과	1
산부인과 (29)			가정의학과 (8)		
안양	애플산부인과	3	광명	제이엠가정의학과	1
시흥	원산부인과의원	1	안양	사랑가정의학과	1
	리움산부인과의원	2		제이엠가정의학과	1
성남	세라산부인과의원	2	화성	제이엠가정의학과	1
	온봄여성의원	1	평택	은가정의학과의원	2
하남	더봄여성의원			스마일가정의학과	1

지역	명칭	의사수	지역	명칭	의사수
고양	중산센트럴가정의학	1	수원	오라클성형외과	1
파주	한결나은가정의학과	1		갤러리아피부과	3
미용의원 (84)				맑고고운의원 수원	1
광명	뮤즈의원 광명점	2		메이퓨어의원 광교	3
	빛봄의원	1		맑은물빛의원	1
안양	셀로디피부과	1	화성	나노성형외과	1
	샤인빔의원	3		다채움피부과	1
	365엠씨의원	1		리멤버피부과 동탄	2
안산	뮤즈의원 안산점	1		미엔느의원	2
시흥	미엘피부과의원	1		아우라엘의원	1
	리멤버피부과의원	2		바노바기의원 동탄	1
	아빈의원	2		데이샤인의원	1
	밴스의원 시흥점	1		동탄스노우의원	4
	하얀빛의원	1		샤인룩스의원	1
성남	연세김동철성형외과	1		톤즈의원	1
	위례성형외과의원	1	오산	미올린의원	1
	더한스피부과의원	2		아이오르의원	1
	오아로피부과의원	2	평택	리멤버피부과 고덕	2
	힐하우스피부과	2		서울푸른봄의원	1
	위례아이디의원	1		리앤샤인의원	1
	뮤즈의원 분당점	1	안성	더라움의원	1
	아비쥬의원	1	부천	연세튼튼의원	1
	고요의원	1		유앤아이의원 부천	1
	초이스의원	1		밴스의원 부천점	1
	다시봄날의원	2		닥터메이크의원	4
	분당프리미어의원	1		뷰티힐의원	1
	유픽의원	1		부천아이디의원	1
용인	동백피부과의원	1	김포	닥터에버스의원	4
	유리스피부과의원	2		아산위드의원	1
	청춘의원	1		유앤아이의원	2

지역	명칭	의사수	지역	명칭	의사수
하남	성모라인성형외과	1	시흥	시화비뇨의학과	2
	수의원	1		시흥삼성S비뇨의학	1
	다이브의원	1	수원	아주편한비뇨의학	1
	예쁨주의봄의원	1	하남	블루비뇨의학과의원	1
	모베나의원	1	파주	이석영연세비뇨의학	1
광주	다시봄날의원	1	**기타 일반과 (49)**		
고양	우아한피부과	3	광명	중앙대소하검진	5
	블리비의원	1	안양	둥지의원	1
	다시봄날의원 지축점	1	의왕	백운굿마디의원	1
	메이퓨어의원 일산	1		연세새록의원	1
	타토아의원 고양점	1	군포	이시은위드의원	2
	다시봄날의원	1	시흥	삼성성모의원	2
	유앤아이의원	4		프렌즈의원	1
	미앤지의원	1		365이지힐링의원	1
	노블린의원	1		아이조은행복쑥쑥	1
파주	손호찬피부과의원	1	성남	시니어스의원	1
	다시봄날의원	1		분당연세진의원	1
	톡스앤필의원	1		지앤이알파돔메디	4
	엘로디의원	3		연세돈음의원	1
의정부	다시봄날의원	1	용인	수지미래의원	3
양주	다시봄날의원	2		천리베스트의원	1
남양주	고운빛피부과의원	1	수원	선샤인의원	1
	우리피부과의원	1		리쥬앤힐의원	1
	뮤즈의원 다산점	2	화성	동탄엔케이의원	1
	유앤아이의원 다산점	4		연세하이플러스의원	1
	차오르다의원	1	오산	아주베스트의원	1
구리	라디앙의원	1	평택	닥터케이메디케어	5
비뇨의학과 (7)			안성	안성햇살의원	1
안양	서울N비뇨의학과	1	부천	연세새살의원	1
시흥	참편한비뇨의학과	1	김포	향산제이메디컬의원	1

지역	명칭	의사수	지역	명칭	의사수
하남	행복쑥쑥의원	1	파주	광탄성심의원	1
광주	광주종로의원	1	의정부	화경의원	1
	더와이즈헬스케어	4	남양주	워싱턴연합의원	1
	케이미래의원	1		채움플러스의원	2
고양	자성의원	2		서울라온의원	1
	세란가정의원	1		서울청담닥터아나	1
	엘사랑의원	1		굿모닝메디의원	1
	서울한빛의원	1		다산이엠365의원	2
	연세열린의원	1	구리	구리탑본의원	2
	서울성모의원	1	안양	삼성마음정원의원	1
	고려영상의원	1	수원	생협영통의원	

지역	명칭	의사수	지역	명칭	의사수
인천광역시 (108)			중구	예스삼성소아청소년	1
내 과 (21)			이비인후과 (12)		
부평구	서울퍼스트내과	2	부평구	코아이비인후과	1
	로로와내과	2		서울이비인후과	1
	삼성장편한내과	3	서구	검단연세이비인후과	1
	88하내과의원	1		성모루원수이비인후	1
계양구	서울신내과의원	1		한나이비인후과	1
	연세새봄내과의원	1		솔솔이비인후과	1
서구	청라바른내과의원	1	연수구	서울수이비인후과	1
	위바른내과의원	2		김영효이비인후과	1
	청라맑은숨내과의원	1		맑음플러스이비인후	1
	아산큰내과의원	2		벗이비인후과의원	1
	검암연세내과의원	1	중구	맑은하늘이비인후과	2
	루원성모내과의원	1		영종센트럴이비인후	1
남동구	케이하트내과의원	1	안 과 (7)		
	주안상쾌한속내과	1	부평구	연세바른안과의원	1
	정이가는내과의원	2		강남브랜드안과	2
	더편한장사랑내과	2	서구	인천신세계안과	1
미추홀	장편한내과의원	1	남동구	제일안과의원	1
연수구	송도미래내과의원	1	연수구	연수스마트안과	1
	시너지내과신경과	2		미소아이안과의원	1
	송도사랑내과의원	1	중구	신세계안과의원	2
중구	인천웰빙내과의원	1	근골격계 (23)		
소아청소년과 (7)			부평구	서울정형외과신경외	3
부평구	브라운소아청소년과	1		부평스마일마취통증	1
	바른이비인후소아과	2		동암메트로마취통증	2
서구	꿈꾸는소아청소년과	3	계양구	계양플러스정형외과	3
	튼튼나무소아청소년	1	서구	검단정형외과	1
연수구	아이플렉스소아청소년	1		성모퍼스트정형외과	1
	송도그린소아청소년	1		위풍당당정형외과	2

지역	명칭	의사수	지역	명칭	의사수
서구	서울정석정형외과	1		미용의원 (20)	
	공감마취통증의학	1		비엘클리성형외과	1
	연세마디윌의원	1		블리비의원	1
남동구	센텀정형외과	1	부평구	24인치의원	1
	논현베스트정형외과	2		아트미의원	1
	바로튼튼의원	5		다이아몬드의원	1
미추홀	인천메트로정형외과	4		닥터스피부과	1
	정원마취통증의학과	1		리멤버피부과	1
	척척본의원	1	서구	오라클피부과	1
연수구	송도서울정형외과	1		(의)검단예쁨의원	1
	플러스정형외과	13		이스클레페이온의원	1
	벗정형외과의원	1		휴머니티성형외과	3
	송도성모마취통증의학	1		라베성형외과	1
	화인마취통증의학과	1	연수구	송도오라클피부과	2
	송도마디재활의학과	1		송도연세피부과	1
동구	오정형외과의원	1		닥터디자이너의원	1
	정신건강의학과 (5)			아리엘의원	1
서구	성모센트럴정신건강	1	남동구	클린톡스의원	1
	맑은마음의원	1		예스피부과의원	2
연수구	송도삼성정신건강의학	1	중구	영종센트럴피부과	1
	송도봄정신건강의학	1		다시봄날 영종	1
강화군	마음튼튼의원	1		비뇨의학과 (2)	
	산부인과 (5)		부평구	조희주비뇨의학과	1
계양구	에스산부인과의원	2	연수구	송도탑비뇨의학과	1
남동구	드림여성의원	1		기타 일반과 (5)	
미추홀	와이편한산부인과	1	계양구	한림의원	3
	인하여성의원	1	서구	검단이화연합의원	2
연수구	로이여성의원	2	연수구	송도에이치케이	1
	외 과 (1)			연세추의원	2
서구	삼성플러스유외과	2	중구	영종메디컬의원	1

2022년 개원 병원 명부

종별	지역		병원명	병상수	의사수	비고
종합병원	경기도	광명시	중앙대학교광명병원	607	160	
		용인시	명주병원	213	46	
		파주시	메디인병원	217	36	
병원 (26)	서울시 (9)	강서구	서울원병원	68	8	척추관절
			숨이편한병원	41	7	이비인후과
		구로구	포그니병원	60	3	양한방,통합암
		서초구	자이비뇨의학과병원	30	1	비뇨의학과
		강남구	강남더드림병원	57	7	척추관절
			리워크병원	60	1	양한방재활
		송파구	바른걸음병원	41	2	척추관절
			연세우리병원	42	5	척추관절
		동대문	엔플러스병원	72	4	내과,소아과
	경기도 (12)	안양시	시대병원	37	2	척추관절, 족부
		시흥시	삼성본어스병원	65	7	척추관절
			흥케이병원	63	7	척추관절
		용인시	용인연세병원	91	3	재활
		수원시	매듭병원	79	8	척추관절
		화성시	나이스병원	74	6	척추관절
		부천시	(사)누가참빛병원	50	1	척추관절
		김포시	아너스힐병원	11	5	일반, 투석
		파주시	달리자병원	53	6	척추관절
		고양시	홀리병원	120	2	재활
		남양주	(의)누네안과병원	30	7	안과
			(의)진접한양병원	54	5	양한방
	인천시 (5)	미추홀	서울이왕병원	70	6	척추관절
			저스트병원	80	8	척추관절
		부평구	연세백퍼센트병원	66	6	척추관절
		서구	나움병원	80	3	통합암치료

종별	지역		병원명	병상수	의사수	비고
요양병원 (11)		연수구	송도연세병원	46	5	척관, 재활
	서울시 (3)	성북구	플러스요양병원	206	7	
		도봉구	팔팔요양병원	235	10	
		마포구	신촌힐링요양병원	79	2	
	경기도 (5)	파주시	파주드림요양병원	231	9	
		부천시	해올요양병원	312	9	
		광주시	성심요양병원	194	5	
		의정부	(의)블로힐요양병원	71	2	
		용인시	온누리요양병원	63	2	
	인천시 (2)	서구	서온요양병원	191	4	
		연수구	희망찬요양병원	199	5	
		강화군	강화요양병원	160	3	

부록 2

2023년 개원 수도권 병의원 명부

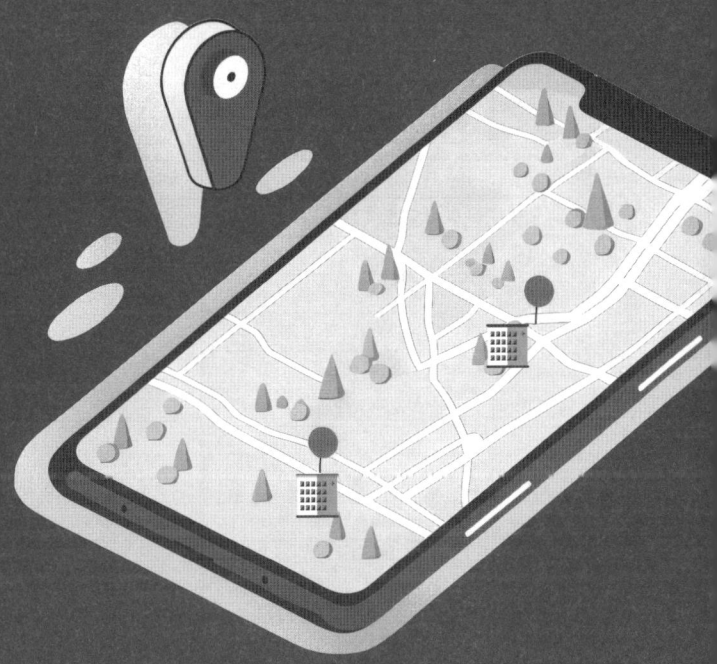

— 본 자료는 공공데이터포털(www.data.go.kr)에서 입수한 '건강보험심사평가원-요양기관개설현황'에 의해 작업한 것입니다.
— 개설 병의원 중 본 자료 작성일 현재 폐업한 병의원과 경쟁 관계가 성립되지 않은 병의원(예: 사내의원, 진단과 등)은 제외했습니다.
— '일반과의원'은 분류 착오나 누락된 명단이 다수 있습니다.
— '의사 수'는 '카카오맵-상세보기' 또는 '심사평가원-병원 찾기'에 근거한 작성일 기준의 등록 의사 수입니다.

[부록 2] 2023년 개원 수도권 병의원 명부

지역	명칭	의사수	지역	명칭	의사수
서울시 (413)			동대문	성모수내과	1
내 과 (47)			마포	성산위편한내과	1
강동	속든든내과	1	서대문	서울하트내과	1
	목차수내과	1	은평	속튼튼내과	2
	강동서울내과	1	광진	연세박윤혜내과	1
	강일바른내과	1		삼성신내과	1
송파	삼성포근한내과	1		구의센트럴내과	1
강남	장현규내과	1		류마김예리내과	1
	삼성더건강내과	1	성동	금호누리내과	1
	연세메디홈내과	1		서울조이내과	1
서초	강남탑내과	1	강북	신앤장서울내과	1
	연세에이스내과	2		수유드림내과	1
	서울김내과	2	중랑	면목다솔내과	1
	연세최앤김내과의원	1		중랑연세내과	2
동작	우리내과의원	1		더편한내과	2
관악	울트라내과	1	광진	한우식내과	1
금천	참편한내과	1	성북	성심플러스내과	1
구로	삼성바른내과	1	노원	속편해진내과	1
	고척으뜸내과	2	도봉	백은경내과	1
	서울구로디지털내과	1		서울넘버원내과	1
영등포	조은탑내과	2	**소아청소년과 (5)**		
	김애경내과	1	송파	키탑소아청소년과	1
	오케이내과심장혈관	2	강남	연세바다소청년과	2
양천	서울메디탑내과	1	양천	키탑소아청소년과	1
강서	더베스트내과	1	은평	강인한소아청소년과	1
	강서바른내과	2	용산	(의)소화의원	5
종로	푸른나무내과	1	**이비인후과 (21)**		
중구	호기내과	1	강동	강동소리의원	1
	명동웰니스내과	2	송파	레오이비인후과	1

지역	명칭	의사수	지역	명칭	의사수
송파	유퍼스트이비인후과	2	강동	강동뼈선생정형외과	1
강남	성모베스트이비인후	1		암사탑정형외과	2
	개포센트럴이비인후	1		마디인정형외과	1
	압구정현대이비인후	1		강동탑정형외과의원	1
	대치서울이비인후과	1		올바른재활의학과	1
서초	반포아산이비인후과	1		디딤재활의학과	1
	서초서울이비인후과	1		강동명일활기찬재활	1
관악	서울성모이비이후과	1	송파	잠실새내역정형외과	2
영등포	박수경99이비인후과	1		파트너정형외과	2
양천	서울에이블이비인후	1		강남챔피언정형외과	1
강서	삼성숨소리이비인후	1		현대정형외과	1
	스타서울이비인후과	1		마디쌩쌩신경외과	1
종로	두리이비인후과	1		더공감마취통증의학	1
중구	일등이비인후과	1		잠실연세재활의학	1
서대문	서대문연세이비인후	1		국가대표재활의학	1
광진	보라성모이비인후과	1		연세마디탑의원	1
	더열린이비인후과	1		송파다이아튼튼의원	1
노원	닥터오이비인후과	1		하철원정형외과	2
도봉	삼성온아이비인후과	1		케이에스정형외과	3
안 과 (9)				청담이안재활의학	1
강동	그랜드성모안과	2	강남	에이준재활의학과	2
	하늘빛연세안과	1		굿본재활의학과	1
서초	클리어서울안과	2		연세개포재활의학	2
구로	이안과	8		삼성굿본재활의학	1
	눈에힘안과	1		개포민마취통증의학	1
양천	예스안과의원	2		연세신명마취통증	1
강서	연세솔안과의원	2		여름본마취통증의학	1
광진	서울바른안과(군자)	1	서초	최우진정형외과	1
	서울바른안과	3		강남스탠다드정형외과	1
근골격계 (88)				반포스탠다정형외과	1

263

지역	명칭	의사수	지역	명칭	의사수
서초	신사터미널마취통증	1	중구	서울휴재활의학과	1
	원마취통증의학과	1		필선의원	1
	장수마취통증의학	1	마포	리더스정형외과	2
	양재굿본재활의학	1	동대문	답십리마디튼튼의원	2
	대들보의원	1	성동	강남호랑이마취통증	1
동작	이수제일정형재활	2		서울척편한마취통증	1
관악	구로디지털정형외과	2	성북	종암본정형외과	1
	백세튼튼정형외과	2		돌곶이효자정형외과	2
구로	김앤장마취통증	1	중랑	굿모닝마취통증의학	1
	구로삼성탑정형외과	1		동천마취통증의학	2
	연세올찬재활의학과	1		신내탑마취통증의학	2
금천	가산퍼스트정형외과	1	광진	태릉마이크로의원	1
	오케이마취통증의학	1		서울점프정형외과	2
	유현마취통증의학	1		구길회마취통증의학	1
영등포	퍼스트윤신경외과	1		구의메트로신경외과	2
	선유도바로튼튼의원	1	강북	미아온정형외과	1
양천	목동성모정형외과	1		수유바른정형외과	2
	양천에이스정형신경	2		미아연세튼튼신경	2
	든든단단재활의학과	1		마디원큐의원	1
강서	성모오케이정형외과	1	노원	서울건우정형외과	1
	오케이신경외과의원	2		마들바로마취통증	1
	강서활기찬재활의학	1		오케이재활의학과	2
	탑재활의학과의원	1		바로본튼튼의원	1
	마곡나루본튼튼의원	1	도봉	건운재정형외과	1
	까치산탑본의원	1		정앤최정형외과	2
은평	은평오케이마취통증	2		창동으뜸정형외과	1
	불광마취통증의학과	1		새튼재활의학과	1
중구	충무로정형외과	2		쌍문마디튼튼의원	2
	신세계신경외과	1	**신경과 (4)**		
	신당청구역마취통증	1	강동	송홍기신경과	1

지역	명칭	의사수	지역	명칭	의사수
서초	이광수신경과	1	성동	서울대니엘정신건강	1
서대문	참편한신경과	1	광진	프레즌트정신건강	1
마포	숲길신경과	1	**외 과 (11)**		
정신건강의학과 (28)			송파	문정유외과	1
송파	잠실괜찮아정신건강	1	강남	서울에스유외과	1
강남	오늘그린정신건강	1		삼성에스유외과	1
	윤정신정신건강의학	1		연세여성외과	1
	연세조이정신건강의학	1		서울에스유외과	1
	이준호정신건강의학	1	서초	바로유외과	1
	사유정신건강의학	1	구로	구로항유외과의원	1
	비웰정신건강의학	1	영등포	여의유항외과	2
	굿이너프정신건강의학	1	마포	서울성모항정유외과	1
	서울빛정신건강의학	1	중랑	아산마이유외과	1
	서호석연세정신건강	1	광진	은유외과	1
	아이그로우정신건강	1	**영상의학과 (4)**		
서초	이수톡정신건강의학	1	송파	미라클영상의학과	1
	김동수정신건강의학	1	강남	강남미래영상의학	1
	마음감기정신건강의학	1	중구	한길영상의학과	1
	반포아이마음의원	1	동대문	고려M영상의학과	1
동작	나란히정신건강의학	1	**산부인과 (18)**		
	노량진성모정신건강	1	송파	연세리센츠산부인과	1
중구	서울역마음정신건강	2	강남	테헤란체리산부인과	1
	서울온정신건강의학	1		베스트오브미여성	3
	드림정신건강의학	1		조아라산부인과	1
	성모랑정신건강의학	1		주연여성의원	1
종로	김창윤정신건강의학	1	서초	서리풀성모여성의원	1
마포	합정꿈정신건강의학	2	동작	송샘산부인과	1
용산	임상익정신건강의학	1	금천	애플산부인과	2
동대문	경희채움정신건강의학	1	마포	율산부인과의원	1
	밝은봄정신건강의학	1	중구	온여성의원	1

지역	명칭	의사수	지역	명칭	의사수
중구	워드산부인과	1		롤리팝성형외과	1
서대문	연세아름다운산부인과	1		한올성형외과	1
성동	루미산부인과	1		스웨이성형외과의원	1
	삼성제이여성의원	1		아르노피부과	1
성북	더소중한여성의원	1		림피부과	1
중랑	슬기로운산부인과	1		리더스피부과	1
도봉	서울아이나여성의원	3		갤러리아피부과	2
노원	연세더블유산부인과	1		모나라피부과	1
미용의원 (137)				스위츠피부과	2
강동	더스킨피부과	1		리프톤피부과의원	2
송파	채움미가의원	1		에이치에스의원	2
	샤인봄의원	1		에이치에스의원	1
	플랜에스의원	1		누의원	1
	잠실비앤미의원	1		라우렐웰즈의원	1
	서울동안의원	1	강남	베르미의원	1
	디온의원	1		얀의원	1
	다태나의원	1		아트라인의원	1
	엠디의원	1		모프로의원	1
강남	밸런스랩성형외과	3		인앤인의원	1
	올로성형외과	1		맘모스헤어라인	1
	월비성형외과	1		티알트리니티라엘	1
	가암염원석성형외과	1		더안청담의원	1
	온유성형외과	1		로얄라인의원	1
	메디성형외과	1		원셀메디의원	1
	리아이성형외과	1		에르샤몽의원	1
	아이핏성형외과	1		안티안의원	1
	올하트성형외과	1		밀리의원	1
	이현택성형외과	1		뷰테스의원	1
	셀업성형외과	1		메이린청담의원	1
	다비다성형외과	1		드네의원	1

지역	명칭	의사수	지역	명칭	의사수
강남	뷰앤플의원	1	서초	디엘성형외과	1
	청담세란의원	1		닥터탁성형외과	1
	청담의사란의원	1		지제이(GJ)성형외과	1
	글로비지테라안티	1		본연성형외과의원	1
	이와이의원	1		얼라이브피부과	1
	청담차오름의원	1		블레싱피부과	1
	아인뷰티의원	1		톤앤업피부과의원	1
	그녀의헤어라인의	1		강남비비의원	1
	더신사의원	2		플랜에스의원	2
	다시온의원	2		톤즈의원	1
	강남타토아의원	2		기브미의원	1
	강남오앤의원	2		오브의원	1
	닥터진의원	1		다이아의원	1
	티엘씨청담의원	1		레리의원	1
	유진스의원	1		메종도엠의원	1
	로데오스타의원	1		킴스웰니스의원	1
	피팅의원	1		메티의원	1
	엘레브의원	2	영등포	브라이트피부과	1
	몬스터의원	2		블리비의원	1
	하일리의원	1		닥터알의원	1
	르쏘메의원	1		수담의원	1
	글로리의원	1	양천	서울새로운피부과	1
서초	청담파크의원	1	강서	코코아이성형외과	1
	청담모네의원	2		예쁨주의쁨의원	1
	에콘성형외과	1		블리비의원	1
	성품성형외과	1		데이뷰의원 발산	4
	비티성형외과	2		밴스의원	2
	조아성형외과	1	마포	뷰티라운지의원	1
	에디선성형외과	1		블리비의원	1
	백점성형외과	1		메이퓨어의원	2

지역	명칭	의사수	지역	명칭	의사수
마포	톤즈의원 홍대점	2	강서	연세김종현비뇨의학	1
	닥터에버스의원 홍대	1	양천	서울리더스비뇨의학	1
	셀린의원	1	은평	네이처비뇨의학과	1
중구	리멤버피부과	1	서대문	굿모닝비뇨의학과	1
	뷰티라운지의원	1	노원	서울N비뇨의학과	1
	슬림영의원(명동)	1	**가정의학과 (7)**		
	슬림영의원(퇴계로)	1	송파	아산선가정의학과	1
	다오의원	1	서초	성모라임가정의학	1
	케이의원	1	동작	신통가정의학과	1
	벤스의원(명동)	6	강서	봄앤아이가정의학	1
	블리비의원 명동점	1	중구	명동성모가정의학	1
	메이의원	2	성동	이승필가정의학과	1
용산	뉘앙스성형외과	1		연세성동가정의학	1
	고유피부과	1	**기타 일반과 (26)**		
	밴스의원	2	송파	뉴에이징의원	1
은평	닥터스피부과 은평	1		라파플러스의원	1
	제너리스의원	1		서울아산김영식의원	1
종로	종로보령피부과	1	강남	베이의원	1
동대문	오아로피부과 청량리	1		튼튼하지의원	1
성동	비본영의원	1		365삼성의원	2
	뉴스타의원	1		청담지온유의원	1
광진	비에스의원	1		뮤토에스엠씨의원	1
	데이뷰의원 건대	1	서초	지놈인사이트의원	1
중랑	상봉메이퓨어의원	1	동작	연세건강의원	1
강북	사계절예쁨의원	1	금천	예예의원	1
도봉	멜로우피부과	1	영등포	서울드림의원	1
비뇨의학과 (8)			구로	닥터존의원	1
서초	강동연세비뇨의학	1		연세우리동네의원	1
관악	코끼리비뇨의학과	1	강서	서울대찬의원	1
금천	이과수비뇨의학과	1		서울센트럴메디컬	1

지역	명칭	의사수	지역	명칭	의사수
서대문	아이언어발달의원	1	성북	돌봄의원	1
	굿웰스의원	1	광진	올유메디컬의원	3
용산	수연제장의원	1	중랑	면목팔팔365의원	2
중구	365온가정의원	1	강북	서울원플러스의원	2
동대문	삼성바른의원	1	도봉	탑연합의원	1

지역	명칭	의사수	지역	명칭	의사수
경기도 (358)			김포	삼성송영봉내과	1
내 과 (52)			하남	서울더블유내과	1
과천	서울행복내과 과천	1		강종명내과의원	1
	다봄아산내과	1	광주	편한샘엔도내과	1
	더편한내과	1	고양	도래울성모내과	1
	과천서울플러스내과	1		일산조은내과	1
광명	서울영동내과	1		최규복내과	1
안양	삼성탑내과	2		서울엘내과	1
	삼성플러스내과	2		일산스카이내과	2
시흥	우리서울내과	1		일산탑내과	2
성남	서울아산내과	1		류마이주현내과	1
	한양류마정내과	1	파주	운정스마트내과	2
	장새로내과	1		최신내과	1
용인	장그린내과	1	의정부	서울프라임내과	1
	다건연세내과	4		맑은내과	1
	서울건강내과	1	구리	해누리내과	1
	베스트내과	1	남양주	서울퍼스트내과	1
수원	성모퍼스트내과	2		연세도곡내과	1
	서울올바른내과	2		마석심내과	1
	삼성봄내과	2	양주	회천연세내과	1
	유레카내과의원	2		양주베스트내과	1
화성	서울아산센트럴내과	1		회천베스트내과	1
	한양류마유내과	1	이천	연세든든내과	1
오산	장편한내과	1	소아청소년과 (24)		
평택	고덕타임내과	1	안양	미라클성장소청과	1
	연세바른내과	2	성남	삼성귀요미소청과	2
	서울더블유내과 고덕	3		도담소아청소년과	1
부천	서울아산류마최내과	1		연아른소아청소년	1
	서울아산속내과	1		구름별소아청소년	1
	부천바른내과	1	수원	아이블리소아청소년	4

지역	명칭	의사수	지역	명칭	의사수
수원	아이고운소아청소년	2	하남	하남별이비인후과	1
수원	성모바른소아청소년	2	부천	서울아산이비인후과	2
시흥	명소아청소년과	1	부천	더김이비인후과	1
시흥	아이엔드소아청소년	1	김포	다봄이비인후과	1
의왕	인덕원뚝딱소아청소년	1	고양	사는기쁨이비인후과	2
평택	365그린가족의원	2	고양	덕은탑이비인후과	1
평택	지엔연세소아청소년	1	파주	반가운이비인후과	1
하남	아이웰소아청소년	1	파주	연세으뜸이비인후과	1
하남	정진우소아청소년	1	구리	구리서울이비인후과	1
고양	연세힐소아청소년과	1	의정부	서울아산이비인후과	2
파주	메타피온소아청소년	1	양주	양주숲이비인후과	2
파주	조이소아청소년과	1	양주	행복한이비인후과	1
남양주	다산봄소아청소년과	1	남양주	다산성모이비인후과	1
남양주	올바른소아청소년과	2	남양주	다산센트럴이비인후	1
양주	회천연세소아청소년	1	**안 과 (15)**		
양주	탑소아청소년과	1	수원	수원퍼스트안과	3
양주	아이영소아청소년	1	시흥	미소아이안과	3
양주	키즈웰소아청소년과	1	화성	샤일리안과	2
이비인후과 (25)			화성	데미안안과의원	1
과천	연세소리샘이비인후과	1	평택	엠에스안과	1
안양	두리이비인후과	1	평택	클리어안과	3
안양	삼성수이비인후과	1	성남	판교잘보는연세안과	1
수원	더퍼스트이비인후과	1	성남	위례밝은성모안과	1
화성	코아이비인후과	1	용인	서울새봄안과	1
안성	플로우이비인후과	1	하남	시온안과	2
평택	아산소리이비인후과	2	부천	새로운세상안과	1
평택	고덕에듀이비인후과	1	고양	엠에스안과 향동점	1
평택	고덕으뜸이비인후과	2	파주	에이스안과	1
성남	서울샤인이비인후과	1	구리	임안과	1
성남	보아스이비인후과	1	남양주	다산수안과	1

지역	명칭	의사수	지역	명칭	의사수
	근골격계 (92)		시흥	정도정형외과	1
과천	과천본튼튼의원	3		365탁정형외과	1
광명	뿌리마취통증의학	1		마디탄탄정형외과	2
안양	안양탑정형외과	1		시흥마디튼튼의원	1
	안양일층정형외과	2	화성	동탄센트럴정형외과	2
	안양더힘찬정형외과	1		감탄정형외과	4
	안양진정형외과	1		병점역본튼튼365	1
	연세드림정형외과	1		봉담척마디의원	1
	올굿마취통증의학과	1	평택	평택센텀정형외과	1
	안양마디튼튼재활의학	2		본튼튼성모정형외과	1
	호계튼튼의원	1		평택고덕본스타마	1
군포	고려튼튼마취통증의학	1		평택탑마취통승의학	1
	아산힐링탑마취통증	1		몸튼튼의원	2
	서울탑재활의학과	1		삼성바로튼튼의원	1
수원	수원탄탄정형외과	1	성남	분당성모정형외과	2
	수원탑정형외과	1		더바른정형외과	1
	광교삼성H정형외과	2		판교봉정형외과	1
	수원으뜸정형외과	2		성남근본마취통증	3
	수원다온정형외과	1		미금더튼튼의원	1
	연세튼튼마취통증의학	2		분당바른의원	1
	더원마취통증의학과	1	용인	흥덕튼튼정형외과	2
	서울나이스마취통증	1		보정탑정형외과	1
	이지마디척척의원	1		서울본정형외과	2
	영통척튼튼의원	1		구성서울정형외과	1
오산	오케이365정형외과	2		수지튼튼신경외과	1
	힘찬재활의학과	1		세인트폴마취통증	2
의왕	새힘정형외과	1	하남	명지본튼튼의원	1
	서울성모정형외과	1		서울탑정형외과	2
군포	산본성심정형외과	1	부천	부천본정형외과	1
	서울탑재활의학과	1		삼성본신경외과	1

지역	명칭	의사수	지역	명칭	의사수
부천	상동더힐마취통증	1	이천	이천튼튼신경외과	3
	연세올바른재활의학	1	파주	운정바른정형외과	1
	젤나의원	2	안산	안산고잔바로튼튼	1
	부천고려마디의원	1	**신경과 (5)**		
김포	수정형외과	1	광명	고운봄신경과	1
	골드정형외과의원	1	부천	부천중앙신경과	1
	김포에이스신경외과	1	용인	더나은신경과	1
	연세근본마취통증	2	성남	판교삼성스마트신	1
	미소준재활의학	1	고양	일산브레인신경과	1
고양	일산척정형외과	1	**정신건강의학과 (20)**		
	삼성DMC정형외과	1	광명	성모하늘정신건강	1
	화정하늘정형외과	1	성남	분당성모정신건강	1
	원당으뜸신경외과	1	과천	과천성모정신건강	1
	해맑은신경외과	1	안양	다온정신건강의학	2
	성모센트럴마디척	3	수원	아주큰나무정신건	1
남양주	다산본정형외과	2		브리즈정신건강의학	1
	삼성탑정형외과	3		밝은빛정신건강의학	1
	올바른정형외과	2	화성	청담드림정신건강	1
	허리업정형외과	3		동탄숲정신건강의학	1
	진건탑재활의학	2	평택	고덕서울정신건강	1
의정부	연세리더스신경외과	2	김포	동행정신건강의학	1
구리	구리삼성정형외과	1		성모봄정신건강의학	1
	365우리신경외과	1	용인	보정숲정신건강의학	1
양주	연세탑신경외과	1		분당성모정신건강	1
	고려마디튼튼의원	1	하남	서울드림정신건강	1
포천	성모튼튼정형외과	1		미사중앙정신건강	1
광주	제대로온신경외과	1	고양	서울알로하정신건강	1
양평	용문정형외과	1		융정신건강의학	1
연천	권준정형외과	1	남양주	루엔정신건강의학	1
이천	서울기쁨정형외과	1	연천	준정신건강의학과	1

지역	명칭	의사수	지역	명칭	의사수
	외 과 (3)		광명	메이퓨어의원 광명	3
화성	봉담장항외과	1	안양	페러다임피부과	2
성남	윈데이항외과	1		뷰티온의원	1
	서울에스유외과	1	시흥	더예쁨의원	1
	산부인과 (23)		수원	리성형외과	1
안양	서울아름산부인과	1		톤즈의원 수원광교	1
	봄날에산부인과	1		365리셋의원	1
	행복가득이혜승산	1		세상의모든아름다운	1
	위례애플산부인과	1		셀린의원	1
성남	삼성린산부인과	1		올피채의원 수원점	1
	분당헤스티아여성	1		수원하프의원	1
	서현삼성산부인과	2	평택	봄피부과	1
	금빛여성의원	10		더라인의원	1
용인	유앤미여성의원	2		뷰티온의원 고덕	1
	에스더산부인과	2		유앤아이의원	1
수원	원산부인과	1	성남	더블유성형외과	1
	정희정제이산부인과	1		파랑새피부과	2
	비비산부인과	1		위례닥터스피부과	1
화성	삼성봄그린산부인과	1		디에이의원	1
	그랑본여성의원	2		오브디의원	1
	리아나산부인과	1		분당맥스웰의원	2
안산	초지라온산부인과	1		뷰티룩스의원	1
이천	조윤영여성의원	1		연세채움의원	1
하남	애플산부인과	2	용인	메이퓨어의원	2
광주	연세에스더산부인과	1		타토아의원	1
부천	부천정다운여성의원	1		스킨딥의원	1
고양	향기로운봄산부인과	1		서울화봄의원	1
의정부	연세맑은산부인과	1		셀린의원 용인수지	1
	미용의원 (55)		하남	닥터스피부과	1
과천	밴스의원	1		리베리의원	1

지역	명칭	의사수	지역	명칭	의사수
하남	블리비의원	1	**가정의학과 (4)**		
	포미엘의원	1	시흥	김가정의학과	1
	닥터에버스의원	1	성남	에이치디가정의학	1
부천	예스성형외과	1	고양	서울에스가정의학	1
	톡스앤필의원	1	용인	주상연드림가정의학	1
	닥터킴의원	1	**기타 일반과 (35)**		
	예쁨주의쁨의원	1	과천	다시봄날의원	1
	부천블라썸의원	1	광명	유의원	1
김포	브이에스(VS)의원	1	안양	안양제일의원	1
	블리비의원 김포	1	시흥	우리의원	1
고양	리즈힐의원	1		신천제일의원	1
	베스트미의원	1		서울성모의원	1
	뷰티안의원	1	수원	뷰티온의원	1
	사적인아름다움지유	3		키즈앤하이성장	1
	멜로즈의원	1	화성	연세기쁨의원	1
파주	뷰티온의원 운정	1		서울베스트의원	1
의정부	고려탑석미의원	1		서울메디컬의원	1
구리	하이엔드피부과	2		연세든든외과의원	1
남양주	연세바른피부과	1	평택	다은의원	1
	메이퓨어의원	2		험프리의원	1
	매일빛나는의원	1	용인	동백에이스의원	1
	셀린의원 다산점	1		수지성모의원	1
	서울예쁨의원	1		허원장성장의원	1
	에이치케이하이엔드	1	성남	나라의원	1
비뇨의학과 (5)				열린연합의원	1
광명	드림비뇨의학과	1		집으로의원	1
수원	삼성쎈비뇨의학과	1		열린연합의원	1
평택	메가비뇨의학과	1	하남	파더스화외과	1
의정부	의정부상승비뇨의학	1		감일다나은의원	1
구리	서울N비뇨의학과	1		제일의원	1

지역	명칭	의사 수	지역	명칭	의사 수
하남	하남힐링의원	1	의정부	서울정통연합의원	1
고양	내유하나의원	1		편한자리의원	1
	메디탑의원	2	남양주	별내우리의원	1
	인더핑크의원	1		바른우리의원	1
	행신그린의원	1	양평	양동고려의원	1
파주	운정마디의원	1			

지역	명칭	의사수	지역	명칭	의사수
인천광역시 (91)			계양구	서울봄안과	2
내 과 (15)			서구	인천퍼스트안과	1
부평구	서울근본통내과의원	1	남동구	눈애안과 서창점	1
부평구	서울아산내과의원	1	연수구	눈애안과	1
계양구	유안내과	1	연수구	송도센트럴안과	1
서구	홍앤장내과	2	근골격계 (22)		
서구	든든내과	3	부평구	바른길정형외과의원	1
서구	아인내과	3	부평구	부개역쿰정형외과	1
서구	루원탑내과	1	부평구	나우리신경외과	1
서구	더바른성모내과	1	부평구	오늘마취통증의학	1
서구	검단스마트내과	1	부평구	부평베스트투투의원	1
남동구	더편한장내과	1	부평구	모두튼튼의원	1
연수구	연수리더스내과	1	계양구	계산역정형외과	1
연수구	송도조앤내과	1	계양구	계양연세마취통증	1
미추홀	인천위대한내과	1	서구	검단바른정형외과	1
미추홀	연세예스내과	1	서구	마디튼튼마취통증	2
미추홀	아산베스트내과	1	남동구	우디들신경외과	1
소아청소년과 (5)			연수구	송도랜드마크정형과	2
서구	이음소아청소년과	1	연수구	송도스포츠정형외과	1
서구	주원튼튼365소아	1	연수구	연세히어로정형외과	1
연수구	코코소아청소년과	1	연수구	연수탑정형외과	2
미추홀	왕소아청소년과	1	연수구	고려척척신경외과	1
미추홀	쑥쑥튼튼소아청소년	1	연수구	송도신통의원	1
이비인후과 (5)			미추홀	삼성굿닥터정형외과	1
계양구	벗이비인후과	1	미추홀	학익바른신경외과	1
서구	더블유이비인후과	1	미추홀	허리편안마취통증	1
서구	티움이비인후과	2	중구	삼성굿닥터정형외과	2
서구	더숲이비인후과의원	1	중구	영종튼튼신경외과	2
미추홀	코뿔소이비인후과	1	정신건강의학과 (7)		
안 과 (5)			부평구	부평성모정신건강	2

지역	명칭	의사수	지역	명칭	의사수
계양구	성모늘봄정신건강	1	서구	뮤즈의원	1
	이유정신건강의학	1		유앤아이의원 검단	1
서구	박성용정신건강의학	1	남동구	다나은365의원	1
	루원마음봄정신건강	1		더마티스트의원	2
	소중해정신건강의학	1		브이에스라인의원	1
성형외과 (1)				인천하프의원	1
연수구	리미트성형외과	1		허니즈의원	1
산부인과 (2)			연수구	나다움의원	1
서구	아라서울여성의원	2		샤인빔의원	2
	검단아라산부인과	2		플랜유의원	3
비뇨의학과 (3)				예쁨의정석의원	1
부평구	연세우리비뇨의학	1	동구	뉴송림성모의원	1
서구	검단다온비뇨의학과	1	중구	성모엘의원	1
중구	하늘비뇨의학과	1		리베리의원	4
일반과 (26)				서울메디탑의원	2
부평구	닥터에버스의원	1	미추홀	맑고고운의원	2
	미래의원	1		미인도의원	2
	스카이라인의원	1		삼성의원	2
서구	검단이엠365의원	4	계양구	뉴라이프의원	1
	메이커의원	2		메이퓨어의원	1
	뮤즈의원	1		씨엘플러스의원	1

2023년 개원 병원 명부

종별	지역		병원명	병상수	의사수	비고
병원 (24)	서울시 (7)	강동구	위드힘병원	65	3	암케어 (종양내과)
		강남구	청담해리슨병원	51	9	척추관절
			모두가행복한연세병원	74	1	양한방
		서초구	척바른병원	61	4	척추관절
		강서구	서울필병원	72	4	척추관절
		중랑구	연세산돌병원	44	5	척추관절
		노원구	새힘병원	48	5	척추관절
	경기도 (14)	수원시	수원세텀병원	200	6	재활
			리베르여성병원	36	5	산부인과
		시흥시	연세더바로병원	80	15	척추관절
			일어나병원	80	5	척추관절
			웰손병원	54	3	외상, 척관
		안산시	안산마루병원	99	2	재활
			클래스병원	89	8	척추관절
		성남시	미라클병원	60	2	암치료
		용인시	바로웰병원	45	4	재활
		화성시	에이비씨병원	51	6	척추관절
			튼튼병원	74	7	척추관절
		고양시	다병원	41	4	척관,재활
		파주시	연세오상병원	43	1	양한방
		남양주	최상병원	30	1	일반
	인천 (3)	서구	검단위키즈병원	52	4	아동병원
			검단조은아이365병원	52	5	아동병원
		남동구	연세와병원	81	7	척관,족부

종별	지역		병원명	병상수	의사수	비고
요양 병원 (8)	서울	동대문	더드림요양병원	169	7	
	경기도 (6)	평택시	나우누리요양병원	100	3	암케어
		고양시	바로요양병원	198	5	
		파주시	서울암요양병원	87	3	암케어
		하남시	메디컬오스위트요양	54	4	여성암특화
		양주시	햇살가득요양병원	93	4	암케어
		동두천	엔하임요양병원	66	3	
	인천	부평구	굿케어요양병원	47	1	
정신 (1)	인천	미추홀	모아병원	85	2	